AF297160

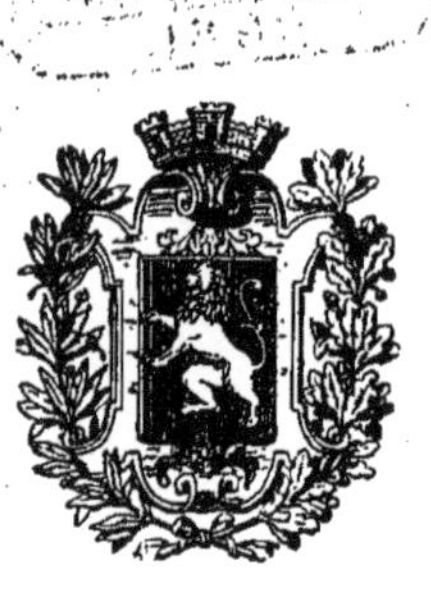

Dʳ René JORROT

DE L'ARTHRITE

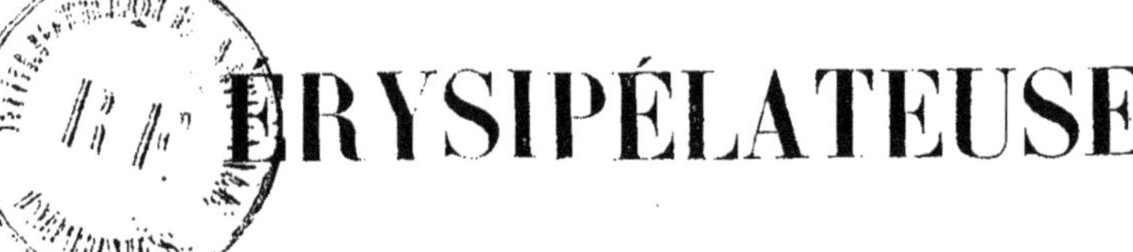

ÉRYSIPÉLATEUSE

LYON

A. STORCK & Cⁱᵉ, ÉDITEURS

1899

Dᴿ René JORROT

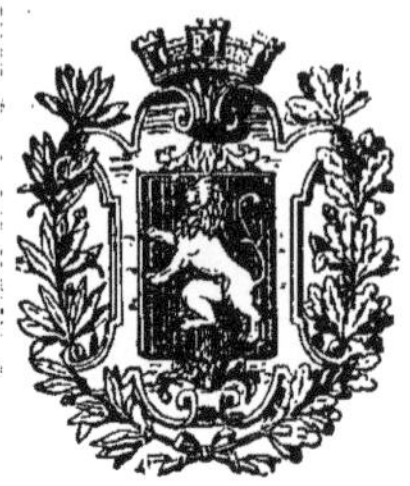

DE L'ARTHRITE
ERYSIPÉLATEUSE

LYON
A. STORCK & Cⁱᵉ, ÉDITEURS
1899

INTRODUCTION

De Lapersonne dans sa thèse d'agrégation se plaint du peu d'importance que l'on semble ajouter aux complications articulaires survenues au cours de l'érysipèle et par suite du petit nombre d'observations réunies sur ce sujet.

Monsieur le professeur agrégé Gangolphe ayant eu l'occasion de constater chez un de ses malades, atteint d'érysipèle, cette complication rhumatismale, nous a suggéré l'idée de ce travail.

En vain nous avons cherché, soit dans les services hospitaliers, soit dans le domaine de la clientèle privée, quelques cas pouvant nous être utiles. Nous avons dû nous limiter aux faits cités antérieurement par les différents auteurs, et en extraire autant que possible d'utiles données.

Avant de terminer notre vie d'études, nous sommes heureux de remercier Monsieur le professeur agrégé Gangolphe pour la bonté qu'il nous a toujours témoignée. Nous saurons nous souvenir des bons conseils qu'il nous a prodigués durant les douze mois où nous fûmes attachés à son service de l'Hôtel-Dieu.

Nous adressons aussi l'expression de notre gratitude à Monsieur le professeur Gayet, qui a bien voulu accepter la présidence de cette thèse, ainsi qu'à tous nos maîtres de la Faculté de Lyon.

Nous n'oublions pas nos camarades dont l'amitié nous fut si chère et les assurons d'un affectueux souvenir.

CHAPITRE PREMIER

____

HISTORIQUE

L'histoire des manifestations articulaires au cours de l'érysipèle semble se diviser en trois périodes :

Dans la première, les auteurs cherchent à établir les rapports existant entre l'érysipèle et l'arthritisme ; la seconde constate l'existence de ce rapport en s'appuyant sur des faits que l'ignorance en bactériologie laissait encore bien obscurs. La troisième, qui s'étend jusqu'à nos jours, est une période de discussion riche en observations permettant aux cliniciens de donner un grand essor à la question et de la fixer presque définitivement.

Les premiers travaux concernant la question sont relativement récents ; ils datent du commencement du xviii° siècle. Gul. Musgrave en parle dans ses opuscules : _De arthride symptomatica_ (1702). _De arthride anomala sine materia_ (1707). Après lui, Boissier de Sauvages, en 1740, au sujet des rhumatismes accompagnant les exanthèmes signale le rhumatisme de l'érysipèle. Lorry, en 1777, dans son traité des maladies cutanées, fait allusion aux rapports de ces deux maladies. Pierre et Joseph Franck leur consacrent quelques lignes. En 1838, Rayer rapporte un cas d'arthrite suppurée érysipélateuse. Feuger, en 1842, parle de ces complications articulaires. Averay, en 1853, au cours d'une épidémie maligne d'érysipèle, remarque de la suppuration des articulations, opinion nettement confirmée par Aubrée, en 1857.

A partir de cette époque, la question semble entrer sous un nouveau jour, et plusieurs auteurs essaient de l'élucider. Le Bulletin de la Société médicale des Hôpitaux de 1860 renferme un article constatant que l'érysipèle peut faire place à une phlegmasie articulaire.

Charcot, en 1867, dans ses leçons sur le rhumatisme, parle de l'érysipèle dans l'étiologie de la polyarthrite rhumatismale aiguë.

En 1873, Perroud et Dunoyer semblent faire fausse route en admettant la nature rhumatismale de l'érysipèle. Bessnier, après eux, marche dans la même voie : « L'érysipèle, dit-il, dont les relations avec le rhumatisme en général ont été maintes fois constatées, qui se relie également aux formes chroniques, peut aussi apparaître dans le rhumatisme aigu. Comme toutes les manifestations cutanées de cet ordre, il peut précéder la localisation articulaire manifeste, naître de la propagation d'une localisation muqueuse (angine ou coryza) ou être un phénomène de la dernière heure. »

Avec Gosselin, la lumière semble se faire, dans son article du dictionnaire de Jaccoud, il se montre le précurseur des idées modernes. Il s'élève contre l'opinion de ceux qui n'admettent aucun lien entre l'arthrite et l'érysipèle.

« Je ne partage pas cette manière de voir, dit-il, parce que chez les malades que j'ai observés, je n'ai pu attribuer ces complications ni à un refroidissement, ni à une cause générale, parce que les séreuses et les synoviales se prennent quelquefois dans les maladies infectieuses de nos services de chirurgie et d'accouchement, et parce qu'on peut bien reconnaître à ces poisons putrides, qui donnent la fièvre et altèrent tout l'organisme, la propriété de porter chez certains sujets une irritation un peu plus forte sur les membranes que j'ai nommées. »

La question ainsi posée semble assez nette pour être admise ; et pourtant elle est loin d'avoir été partagée par tous les auteurs. Les uns, en raison de la rareté des manifestations articulaires, ne les considèrent que comme une simple coïncidence ; les autres avec Maurice Raynaud ne voient là qu'une complication de voisinage. Ce dernier l'assimile à celles qui peuvent survenir à la suite d'inflammations de tout autre nature et par cette phrase : « Existe-t-il un érysipèle des séreuses ? » montre bien sa manière de voir à ce sujet.

Zeulzer, en Allemagne, dans l'article *Érysipèle*, de l'encyclopédie de Ziemssen's, soutient cette opinion de la propagation de voisinage ; opinion réfutée par Rayer et Angerhausen qui, dans les cliniques de Volkmann, émettent des cas qu'ils affirment d'origine érysipélateuse.

Jusqu'en 1881, comme on peut le constater, les esprits sont fixés, aussi bien sur la nature que sur l'existence du rhumatisme au cours de l'érysipèle. Deux événements donnent alors une nouvelle impulsion à la question en la dirigeant dans le sens adopté de nos jours. Ce sont : la découverte du microbe de Fehleisen et la conception du rhumatisme pseudo-infectieux établie par Bouchard. L'une nous permet de distinguer l'érysipèle vrai, de manifestations articulaires quelconques, et les arthropathies dépendant du même agent pathogène ; de plus, par elle on a souvent pu différencier le rhumatisme articulaire aigu vrai de certaines arthropathies infectieuses.

La théorie du professeur Bouchard peut se résumer en quelques lignes : « Toutes les maladies infectieuses peuvent présenter parmi leurs manifestations contingentes des déterminations articulaires absolument distinctes du vrai rhumatisme et relevant de l'infection générale de l'économie. »

Bourcy admet cette théorie dans sa thèse de 1885, et après lui de Lapersonne, Marfan, Mauclaire.

Depuis, bien que le pseudo-rhumatisme fût admis, les cliniciens sont loin de s'entendre sur la question qui nous occupe. Les uns, avec Dieulafoy, Louis Guinon, considèrent les manifestations articulaires de l'érysipèle comme un pseudo-rhumatisme ; les autres, comme Bourges, Widal, admettent plusieurs catégories d'arthrites, les unes franchement infectieuses, les autres rhumatismales.

Ce sont les théories déjà émises par Achalme dans sa thèse, par Richardière, Spilmann, Vautrin, Ganzinotty qui, actuellement, partagent les esprits. Elles ont donné lieu à de nombreuses discussions et classifications sur lesquelles nous reviendrons.

CHAPITRE II

————

PARAGRAPHE I

Division du sujet

L'étude des manifestations articulaires de l'érysipèle est chose complexe, étant donnés les modes d'action de l'agent pathogène. Tantôt, c'est au loin de la lésion cutanée que nous trouvons l'article malade ; tantôt, la lésion recouvre l'articulatien même. Cette pluralité d'arthrites, qui s'explique par le mécanisme et la marche clinique de l'affection bien différente dans les deux cas, était admise depuis longtemps par les auteurs.

Achalme dans sa thèse les classe en :

1° Arthrites de voisinage ;

2° Arthrites évoluant loin de la plaque érysipélateuse, comprenant les arthrites purulentes à streptocoques et une polyarthrite aiguë séreuse, se montrant pendant la convalescence, s'accompagnant de lésions endocardiques et cédant au salicylate.

C'est à cette dernière division que Bouchard a donné le vocable de pseudo-rhumatisme infectieux, expression heureuse, qui nous permet de séparer du rhumatisme articulaire vrai, en lui donnant une certaine autonomie dans notre esprit, celui qui succède aux diverses maladies infectieuses : blennorrhagie, érysipèle, morve, etc.

Outre ces deux sortes de manifestations, Richardière en distingue une troisième ; c'est l'arthrite polyarticulaire, survenant en général pendant la convalescence, ordinairement bénigne, avec peu de symptômes locaux, n'ayant avec l'érysipèle que des rapports occasionnels et frappant des sujets antérieurement atteints de rhumatisme.

Comme cet auteur nous ferons trois grandes divisions dans notre travail.

I. — Dans la première, qui traitera du pseudo-rhumatisme infectieux, nous passerons en revue successivement :

    1° La forme arthralgique ;
    2° La forme plastique ;
    3° La polyarthrite séreuse ;
    4° L'arthrite suppurée.

II. — La seconde traitera des arthropathies de voisinage.

III. — En troisième lieu nous essaierons de discuter la théorie du réveil du rhumatisme articulaire aigu vrai au cours de certains érysipèles, dans un chapitre sur les rapports de l'érysipèle et du rhumatisme articulaire aigu.

Enfin, nous terminerons notre travail par quelques données sur l'étiologie, l'anatomie pathologique, la bactériologie et le traitement.

PARAGRAPHE II

Arthralgies

Cette forme, la moins importante, mais la plus fréquente de toutes, n'est en quelque sorte que transitoire. Elle est caractérisée par des douleurs excessivement vives dans certains cas, accompagnées de gêne des mouvements, mais ne laissant presque jamais de déformation de l'article. Elles guérissent au bout de deux à trois jours sans que l'état général fût atteint par leur apparition.

Le tableau clinique en est des plus simples. Un érysipèle a eu une évolution normale, le malade est convalescent, la desquamation est déjà avancée, lorsque, subitement, la température s'élève, plusieurs articulations sont douloureuses, tuméfiées. Le malade est forcé de reprendre le lit. Le lendemain et les jours suivants les douleurs diminuent, alors que d'autres articulations se prennent pour disparaître aussi rapidement. Bref, on **a affaire** à de simples arthralgies sans autre importance que la douleur qui les accompagne.

Relativement peu d'auteurs ont apporté quelque considération à cette question. On en trouvera sans doute la cause dans la fugacité de la douleur et le peu d'importance des symptômes. Ils peuvent passer inaperçus, si le malade n'est interrogé d'une façon suivie, par un esprit prévenu qui les saisira entre leur apparition et leur disparition rapide.

Les seuls qui en fassent mention sont Legendre et Beaussenat qui sur 400 cas d'érysipèle l'ont observée deux fois. Les individus chez lesquels se sont montrées ces manifestations étaient indemnes de tous accidents rhumatismaux antérieurs ; on ne peut donc invoquer ici le réveil de la diathèse rhumatismale sous l'influence de l'infection streptococcienne.

Roger aussi a observé qu'au moment de la convalescence, les malades se plaignent assez souvent de douleurs arthralgiques plus ou moins généralisées ; ces douleurs sont passagères et ne s'accompagnent d'aucune tuméfaction articulaire.

Il nous reste à mentionner, ainsi qu'on le verra dans deux des observations qui suivent, la présence d'érythèmes, accompagnant l'arthralgie, notion qui nous servira plus loin comme élément de diagnostic.

OBSERVATION 1 (Pertat)

*Érysipèle de la jambe. Purpura. Arthralgie
tibio-tarsienne.*

D... Émile, quarante ans, employé de commerce, entré le 26 novembre 1894.

Premier érysipèle de la face à l'âge de treize ans, début le 24 novembre par de la douleur et de la rougeur au-dessus de la malléole interne droite.

25 novembre. — La rougeur s'étend au mollet.

26 novembre. — Plaques érysipélateuses allant du cou-de-pied au genou.

27 novembre. — La rougeur s'étend à la région poplitée, température normale.

30 novembre. — La cuisse est rouge et œdématiée ; le malade accuse des sensations d'engourdissement dans la jambe droite, apparition de taches purpuriques confluentes en certains endroits et se réunissant pour former des ecchymoses ; l'éruption est d'autant plus discrète qu'on se rapproche de la racine des membres ; sur la jambe gauche également quelques pétéchies. Température presque normale.

30 décembre. — Tandis que les taches s'atténuent aux membres inférieurs, il s'en produit d'autres au niveau du rebord des côtes droites.

31 décembre. — Le malade tousse, l'éruption pâlit et devient jaunâtre.

2 janvier. — Le thorax est envahi par l'efflorescence pétéchiale qui gagne le creux axiliaire.

5 janvier. — Desquamation furfuracée au niveau du thorax. T. 37° 2.

7 janvier. — L'éruption est en voie de disparition.

15 janvier. — *Douleur nette au niveau de l'articulation tibio-tarsienne* droite, cette douleur persiste jusqu'au 19 janvier.

26 janvier. — Apparition d'une otite purulente.

28 janvier. — Le malade sort.

OBSERVATION 2 (Pertat)

Érysipèle de la face. Albuminurie. Purpura. Arthralgie.

D... Marie, trente-neuf ans, domestique, entrée le 27 janvier 1895. L'érysipèle paraît consécutif à un coryza. Début le 25 janvier par frissons, vomissements, céphalée.

28 janvier. — Érysipèle occupant les joues, s'étendant aux régions mastoïdiennes. T. v. 40° 6.

29 janvier. — T. 4° 3. L'érysipèle s'est étendu.

30 janvier. — T. 39° 8. La rougeur a gagné le front. Albuminurie.

31 janvier. — La température tombe à 38°, cependant la rougeur s'étend au front.

2 février. — La desquamation commence à la face. V. 37° 9.

4 février. — État local identique, élévation de la température à 39°, *douleurs dans les articulations du cou-de-pied, du genou, du poignet et du coude des deux côtés*. Apparition sur les bras, au niveau de la partie supérieure du coude, sur les membres inférieurs et le dos jusqu'à l'angle inférieur de l'omoplate de petites taches purpuriques saillantes, ne disparaissant pas à la pression.

Dès le soir, les taches purpuriques ont pâli, se sont entourées d'une auréole rosée, saillante; par leur confluence elles forment des papules, les unes nettement limitées, les autres constituant des plaques et des traînées, surtout à la face postérieure du coude, des cuisses et dans la région du cou-de-pied.

5 février. — A l'abdomen sont apparues de petites pétéchies tandis qu'à la région des reins se montrent des papules d'aspect purpuriques. Les membres inférieurs sont le siège d'une éruption semblable. Quelques éléments d'apparence vésiculeuse existent à la fesse droite. T. V. 39°.

6 février. — L'érysipèle desquame, persistance de douleurs dans les articulations: la teinte ecchymotique de l'éruption s'accentue. T. V. 38° 6.

7 février. — Même état. Toujours albumine dans l'urine; au niveau des métacarpiens gauches, la peau est lisse et rouge.

9 février. — Une adénite s'ouvre au dehors. Les vésicules deviennent purulentes.

10 février. — Certains éléments sont constitués par des vésicules à contenu purulent et hémorragique.

14 février. — L'éruption prend un caractère vésico-purulent, il existe du gonflement au niveau des différentes articulations prises, les éléments évoluent: les uns pâlissent, les autres se transform en croûte, quelques-uns s'ulcèrent ; l'albumine disparaît le 6 mars ; dès lors il ne persiste plus que des macules indices de l'éruption.

OBSERVATION 3 (Pertat)

Érysipèle de la face. Albuminurie. Léger érythème des poignets. — Arthralgie de l'épaule.

A... Maria, dix-neuf ans, domestique, entrée le 30 mars 1895. Premier érysipèle de la face à l'âge de quatorze ans.

Le 28 mars, à la suite de fatigues, frissons, douleurs dans la région sous-maxillaire.

29 mars. — Frissons, rougeur à la pointe du nez.

31 mars. — La plaque érysipélateuse occupe les deux joues depuis la région zygomatique jusqu'au bord du maxillaire inférieur et s'arrête en avant des oreilles. T. 38° 4. Pas d'albumine.

1er avril. — Abaissement de la température à 37° 4 ; extension de l'érysipèle au front, lèvres fuligineuses. Pouls 120. Il existe une légère rougeur diffuse des poignets. La malade se plaint de douleurs dans l'articulation de l'épaule des deux côtés. Pouls 120. T. V. 38° 8.

2 avril. — Extension de la plaque d'érysipèle au niveau des régions mastoïdiennes. P. 120, petit. T. V. 37° 4. Albuminurie.

3 avril. — P. 129, albuminurie, disparition de la rougeur des poignets.

4 avril. — Disparition de l'albumine. La malade sort guérie le 20 avril.

OBSERVATION 4 (Legendre et Braussenat)

Érysipèle de la face. Douleurs rhumatoïdes aux poignets et aux genoux.

K... Jacques, trente-neuf ans, droguiste.

Érysipèle de la face, très grave surtout par le degré d'intoxication éthylique du malade qui a eu deux jours consécutifs de délirium tremens. Au deuxième jour, en pleine convalescence, on note des douleurs rhumatoïdes aux poignets et aux genoux.

OBSERVATION 5 (Legendre et Beaussenat)

Érysipèle de la face. Arthralgies généralisées.

M... Clément, quarante-six ans.

Au cours de la phase fébrile d'un érysipèle de la face, on constate des douleurs arthralgiques généralisées et qui cèdent au salicylate en deux jours.

Paragraphe III

Arthrites plastiques

Cette inflammation des gaînes tendineuses très fréquente au cours de la blennorrhagie peut aussi s'observer au cours de l'érysipèle. L'analogie de ces séreuses avec les cavités articulaires permet du reste de supposer qu'elles sont sujettes aux mêmes influences pathologiques. Le fait est prouvé, mais malheureusement les observations sont assez rares dans la littérature médicale.

Dès le début de l'érysipèle une douleur vive et continue s'empare de l'articulation, la peau devient chaude et tendue, sans changer notablement de couleur. La région se tuméfie, et le membre prend une attitude vicieuse qu'on ne peut modifier sans amener une souffrance intolérable. Ces symptômes évoluent en général sans fièvre à l'encontre de ceux de l'arthralgie presque toujours accompagnés de hautes températures.

OBSERVATION 6 (Consignée dans la thèse de Boucher)

Femme de vingt-cinq ans. Antécédents morbides irréprochables. Pas de rhumatisme.

Entrée à l'hôpital pour un érysipèle de la face, quatre jours après le début de la maladie.

Douleurs très vives à la partie antérieure du poignet gauche. La main est demi-fléchie et l'extension est impossible.

On reconnaît une tuméfaction avec rougeur manifeste *au niveau de la gaine des fléchisseurs* jusqu'à quatre travers de doigt au-dessus de l'articulation du poignet.

L'Érysipèle suit son cours normal et disparaît tandis que la lésion synoviale persiste encore pendant quinze jours et passe à la résolution complète.

OBSERVATION 7 (Empruntée à F. de Grandmaison)

X..., trente-six ans, comptable.

Le 18 novembre 1895, ressent subitement dans le pied gauche d'horribles souffrances. Un examen rapide fait constater une tuméfaction assez considérable développée à la face dorsale et au niveau du bord interne du pied.

La peau est rosée, légèrement œdématiée, chaude, tendue depuis la racine des orteils jusqu'au-dessus des malléoles.

L'articulation tibio-tarsienne est immobilisée par la douleur et les muscles extenseurs, *dont les gaines sont envahies*, ne peuvent plus fléchir le pied sur la jambe. Tout mouvement provoqué est devenu impossible.

Le malade se plaint de violente céphalalgie, il a de la fièvre, sa langue est sèche.

Il n'existe pas de douleur du pharynx, aucune tuméfaction ganglionnaire de la région cervicale; pas la moindre vésicule d'herpès autour des lèvres ou dans la gorge. L'urètre ne présente aucun écoulement blennorrhagique ancien ou récent.

Le genou et la hanche gauches quoique très douloureux ne présentent la trace d'aucune réaction inflammatoire.

Prescription du salicylate de soude.

19 novembre. — Les douleurs péri-articulaires se sont atténuées, aucune articulation n'a été prise à nouveau. La tuméfaction du pied est aussi prononcée que la veille.

20 novembre. — Au niveau du sillon naso-génien, petite plaque violacée peu élevée, ayant les dimensions d'une pièce de 5 francs. Érysipèle à marche lente qui en quinze jours parcourt les différentes parties du visage. Engorgement ganglionnaire peu marqué.

Les manifestations articulaires suivent leur cours, la tuméfaction s'accroît tous les jours et persiste même quand la cutite faciale est très atténuée.

Les douleurs sont devenues intolérables, on a dû protéger avec un cerceau le pied du malade.

L'engorgement est surtout péri-articulaire, et c'est sur la face dorsale du métatarse, *au niveau des tendons extenseurs*, qu'il atteint son maximum d'intensité. Dans cette région, la peau est tendue, œdématiée, et forme, près de la racine des orteils, comme un bourrelet. Les tendons extenseurs ne se voient plus comme chez les individus bien portants et il est impossible de leur communiquer le moindre mouvement sans arracher des cris au malade; au voisinage de l'interligne articulaire, les douleurs sont bien moins vives. Il s'agit d'une périarthrite avec inflammation plastique des gaînes tendineuses.

10 décembre. — Le visage est absolument dégagé, la desquamation s'est accomplie dans toutes les régions.

Les douleurs persistent, aussi vives; la tuméfaction n'est pas sensiblement amoindrie. Les mouvements spontanés ne s'accomplissent pas, et ceux qu'on essaie de provoquer, même avec la plus grande douceur, sont atrocement pénibles. Il n'existe nulle part de la suppuration, la fièvre est tombée et la rougeur de la peau a disparu.

20 décembre. — En raison de la douleur le pied est immobilisé dans une gouttière plâtrée.

L'état général étant mauvais, le fer et l'arséniate de soude sont prescrits. Du 28 décembre au 17 février, à trois reprises différentes, des cautérisations aiguës sont faites sur le pied.

Grâce à l'immobilisation et aux révulsions, les douleurs s'apaisent ; la tuméfaction dorsale du pied décroît, les tendons se dessinent sous la peau qui reprend sa minceur habituelle ; le malade peut se lever et garder sa jambe étendue toute la journée.

L'état général s'est relevé ; l'appétit est redevenu bon ; le corps a repris son embonpoint.

On enlève l'appareil plâtré ; le pied a repris sa forme tout à fait normale, il est facilement posé sur le sol ; sous l'influence du massage, les tendons récupèrent vite leurs fonctions.

1ᵉʳ mars. — Le malade peut reprendre ses occupations habituelles.

Ces faits nous permettent d'affirmer, d'une manière irréfutable, la présence d'un pseudo-rhumatisme érysipélateux, qui comme le pseudo-rhumatisme blennorrhagique ne se limite pas aux articulations, mais peut envahir encore les gaines tendineuses. Cette forme d'arthrite peut avoir une longue durée après la guérison de l'érysipèle ; dans un des cas elle s'est prolongée de quinze jours, et dans l'autre près de deux mois et demi.

Son début se fait avec celui de l'érysipèle, il peut même précéder ce dernier comme dans l'observation de

Grandmaison et, caractère typique, on peut observer, comme dans le présent cas, des douleurs arthralgiques, siégeant à d'autres articulations et accompagnant l'inflammation tendineuse. Enfin cette forme est susceptible de guérison, avec restitution *ad integrum*, puisque le malade retrouve l'usage des membres atteints et qu'il ne présente aucune difformité.

Malgré l'absence de preuves bactériologiques, ce cortège de symptômes : concomitance de l'érysipèle, gonflement, tuméfaction qui ne se trouve pas avec les mêmes caractères dans le rhumatisme articulaire aigu, nous permet, en l'absence d'autres causes, d'attribuer cette localisation à l'action de l'érysipèle.

Paragraphe IV

Polyarthrites séreuses

Bien que décrites par nombre d'auteurs, ces arthrites n'ont été envisagées qu'au point de vue symptomatologique dans les maladies infectieuses en général ; elles ont été au contraire peu étudiées dans le cas particulier qui nous intéresse.

Elles sont du reste assez rares au cours de l'érysipèle : on ne les observe que dans la proportion d'environ 1 à 2 pour 100.

Parmi les observations que nous citons, la majorité est empruntée à des travaux antérieurs, l'une d'elle est due à l'obligeance de Monsieur le professeur Gangolphe.

OBSERVATION 8 (Aubrée)

Érysipèle de la face. Répercussion sur les séreuses articulaires, en dernier lieu sur la muqueuse trachéo-bronchique. Mort.

François C... trente-huit ans, porteur aux halles. Rien de spécial dans ses antécédents. Le 28 décembre 1857, frisson ; les jours suivants, adénopathie sous-maxillaire. Le 1er janvier, érysipèle ayant débuté par le nez, s'étendant ensuite aux joues et à la lèvre supérieure. Le 3, il a atteint les oreilles ; le 4 et le 5, il pâlit.

6 décembre. — Refroidissement, à la suite reprise de l'érysipèle, envahissement du cuir chevelu, délire.

10 décembre. — La rougeur diminue.

12 décembre. — L'érysipèle a disparu sur la face et le cuir chevelu ; *articulations radio-carpienne et huméro-cubitale gauches douloureuses au toucher* et dans les mouvements. Pouls à 100.

19 décembre. — Les articulations du coude et du poignet gauche sont moins gonflées, les mouvements sont moins douloureux, l'érysipèle a reparu dans la nuit sur le nez et les pommettes.

23 décembre. — Arrêt de l'érysipèle. Douleur et gonflement dans les mêmes articulations. Gonflement périarticulaire.

25 décembre. — Toux, crachats purulents, râles dans la poitrine, tuméfaction articulaire.

26 décembre. — Même état thoracique. Diminution de la douleur dans les articulations.

28 et 29 décembre. — Les articulations sont libres, mais pas d'expectoration purulente.

30 décembre. — Érysipèle apparaissant sur la partie externe de l'avant-bras. Gros râles dans la poitrine. Mort.

R. Jonnot.

OBSERVATION 9 (Perroud)

*Érysipèle de la face avec léger caractère ambulant. Fluxion
rhumatismale suraiguë sur les articulations pendant la
période de desquamation. Sciatique droite consécutive.*

G..., maçon à Lyon, âgé de quarante-six ans, d'un tempérament sanguin et d'une bonne constitution, entre le 30 septembre 1870 à l'Hôtel-Dieu, salle Saint-Charles, n° 46.

Cet homme a eu en 1848 une fièvre intermittente tierce qui
dura deux mois, bonne santé depuis lors.

Il y a deux jours, fièvre, frissons, céphalalgie, brisement
général, anorexie et bouche mauvaise sans vomissements; cinq
jours après, débute par l'aile du nez un érysipèle qui s'étend
peu à peu à l'oreille droite, aux paupières de l'œil droit et à la
joue droite. Cet érysipèle survient sans excoriation cutanée ni
autre plaie antérieure et sans engorgement ganglionnaire.

A l'entrée du malade dans le service, l'érysipèle est unilatéral,
occupant la moitié droite de la face, moins le menton, et
s'étendant un peu à droite sur le cou vers le sternum. Quelques
croûtes et quelques phlyctènes sur la joue droite; l'œil est en
partie fermé par le gonflement des paupières; pouls à 114,
langue sale; état général assez bon.

La maladie suit une marche régulière; le 5 commence la
desquamation; le 7, elle se généralise et le malade entre en
pleine convalescence. Mais le 14, sans cause appréciable, vives
douleurs dans les articulations des deux membres inférieurs;
les genoux *sont tuméfiés et sont le siège de légères hydar-
throses.* Pouls à 112, la desquamation est complète.

18 octobre. — La fluctuation rhumatismale des deux genoux
paraît un peu moins vive, le poignet droit est pris. Pouls à 88.
Rien au cœur. Le 26, le poignet gauche se prend à son tour.
Les fluxions sont moins aiguës sur les autres jointures. Pouls
à 88.

4 novembre. — Toutes les articulations sont libres, mais depuis deux jours, le malade accuse une vive douleur le long du sciatique droit.

20 novembre. — Guérison complète.

OBSERVATION 10 (Chantemesse)

M... Jeanne, trente ans, sans profession, entrée le **22** décembre 1894.

Pas de rhumatisme antérieur.

La malade est arriérée au point de vue mental, crétinisme. Dans ses antécédents il faut noter une fièvre muqueuse dans l'enfance. Le début de son érysipèle a lieu le **19** décembre par des frissons, de la céphalée, de la fièvre. La plaque a débuté au niveau de la base du nez. Le **22** décembre, jour de l'entrée, elle occupe toute la face sauf le menton, les oreilles sont prises. La langue est sèche, pas d'albumine.

28 décembre. — La malade ressent des douleurs dans les épaules, mais on n'y perçoit point de craquements.

3 janvier 1895. — Les coudes sont douloureux et gonflés.

17 janvier. — Les articulations au poignet sont douloureuses; on y constate des gonflements.

18 janvier. — État actuel. Coude gauche : l'articulation est gonflée et chaude, les mouvements sont difficiles et douloureux, le poignet droit est également atteint; la pression élève de la douleur au niveau des apophyses styloïdes et de l'interligne articulaire, la main peut encore se fléchir mais l'extension est difficile.

De même, au genou droit, sensation de chaleur; douleur à la pression et dans les mouvements; il existe aussi du gonflement et une coloration rosée de la face dorsale au pied au niveau des articulations métatarso-phalangiennes; les deux articulations au gros orteil droit sont également atteintes.

Apparition aux membres supérieurs et inférieurs et sur l'abdomen de taches dont les unes sont bonnes, déprimées, circulaires, les autres plus pâles.

19 janvier. — Les articulations de l'auriculaire de la main droite sont rouges, tuméfiées.

22 janvier. — La température qui était précédemment de 38° s'est élevée à 38°8. L'épaule gauche est douloureuse. Le coude du même côté a ses mouvements gênés ; du côté droit les mouvements de l'articulation de l'épaule sont douloureux.

Au membre inférieur, il reste une certaine quantité de liquide dans les deux genoux. La douleur métatarsienne a disparu, mais l'articulation tibio-tarsienne est œdématiée.

23 janvier. — Le premier bruit du cœur est mal frappé. 6 grammes de salicylate de soude.

24 janvier. — Véritable bruit de galop cardiaque. Les douleurs persistent dans les articulations. Continuation du salicylate.

30 janvier. — Les douleurs dans les genoux persistent seules.

1er février. — Réapparition de quelques douleurs dans les poignets, craquements dans le genou gauche.

2 février. — Gonflement aux genoux et poignets.

3 février. — Les articulations métacarpo-phalangiennes du petit doigt et des premières phalanges du médius de la main gauche sont prises. Il existe toujours du liquide dans l'articulation du genou. Salicylate continué.

6 février. — Les douleurs ont disparu.

14 février. — Deux genoux tuméfiés à nouveau et douloureux. On redonne le salicylate qui a été supprimé.

19 février. — Les phénomènes douloureux s'amendent.

20 février. — On cesse le salicylate.

26 février. — La malade a une nouvelle rechute ; rougeur et tuméfaction des poignets.

10 mars. — La malade sort. Légère douleur au niveau du pouce et du premier métacarpien droit.

OBSERVATION 11 (in th. ACHALME)

*Érysipèle survenu au moment des règles. Rhumatisme
pendant la convalescence.*

Jeune fille vingt-quatre ans, domestique, entrée à l'hôpital
Lariboisière le 18 novembre 1889.

Aucun antécédent rhumatismal personnel ou héréditaire.

A été prise il y a un mois d'un érysipèle assez violent de la
face et du cuir chevelu, qui a duré huit jours.

Elle a été reprise il y a deux jours au moment de ses règles.
L'érysipèle s'est généralisé et a envahi la face et le cuir chevelu
dès le premier jour. A la suite d'une pulvérisation de sublimé
dans l'éther, l'exanthème a disparu, mais il a laissé derrière
lui un mauvais état général consistant en une faiblesse considérable, des insomnies, des douleurs vagues et confuses dans
les deux membres.

27 novembre. — Les deux mains sont très douloureuses et
très *gonflées*, principalement au niveau *des interlignes articulaires.* Elles sont le siège d'une arthrite rhumatismale très
nettement caractérisée.

Les jours suivants d'autres articulations sont envahies; ce
sont par ordre chronologique : les genoux, la colonne vertébrale, le cou.

2 décembre. — Les douleurs ont disparu, l'examen des
organes génitaux ne permet pas de trouver là l'origine de ces
arthrites.

8 décembre. — Les douleurs reparaissent, les genoux et les
poignets sont très gonflés, le coude gauche et l'articulation
scapulo-humérale sont ensuite intéressés.

12 décembre. — Les douleurs ont de nouveau disparu.

20 décembre. — La malade quitte l'hôpital complètement
guérie.

OBSERVATION 12 (in th. Pertat)

*Érythème bulbeux, vésiculo-pustuleux, purpurique, au cours
d'un érysipèle de la face, d'origine traumatique. Ulcéra-
tion au niveau des pustules. Albuminurie. Hémorragie
intestinale. Arthropathies multiples.*

O... Jean-Marie, cuisinier, trente-six ans. Entré le 28 octobre 1895. Rien de spécial dans ses antécédents héréditaires.

Antécédents personnels : A vingt et un an, fièvre intermittente contractée en Algérie. En 1867, bronchite qui a duré
six semaines. Alcoolique.

Histoire de la maladie : Le 17 octobre en tombant dans un
escalier notre homme se fait une plaie au niveau de la partie
externe du sourcil droit.

18 octobre. — Pendant la nuit survient une sensation de
malaise accompagnée de sueurs abondantes, de céphalalgie, de
phénomènes d'excitation nerveuse.

19 octobre. — La fièvre continue, vomissements. Le visage
est gonflé, l'œil droit est rouge, complètement fermé, un
médecin appelé porte le diagnostic d'érysipèle.

Les jours suivants la rougeur et le gonflement augmentent;
l'érysipèle s'étend à gauche et à droite. Les ganglions sous-
maxillaires sont augmentés de volume et douloureux.

26 octobre. — L'érysipèle pâlit, l'œdème diminue. Le
malade éprouve une sensation de démangeaison dans les
jambes; il s'aperçoit que celles-ci sont envahies par une
éruption bulleuse comparable à celle produite par les brû-
lures. Les bras sont le siège d'un érythème analogue. Le
malade affirme que les bulles se sont produites très rapidement.

28 octobre. — Entré à l'hôpital, son aspect à première vue, sans connaître les anamnestiques, est celui d'une variole hémorragique.

État actuel, le 29 octobre :

Traces d'érysipèle à la face, la paupière supérieure droite est rouge, gonflée, les joues et les oreilles desquament.

L'éruption occupe les membres supérieurs, et les membres inférieurs. La paume des mains et la plante des pieds sont intactes mais il existe quelques vésicules à la face latérale des doigts.

La langue est rouge, vernissée, dépouillée de son revêtement épithélial. Le malade a une sensation comparable à celle d'une brûlure.

L'appétit est nul, un peu de constipation.

Le foie est un peu gros, la rate normale.

Le cœur est normal, la contraction cardiaque bonne.

Le malade ne présente pas d'autres phénomènes nerveux que de l'insomnie ; *les articulations des deux genoux et du cou-de-pied droit sont douloureuses* quand le sujet fait quelques mouvements.

La pression réveille un peu de sensibilité au niveau des insertions ligamenteuses ; de même les articulations des coudes sont atteintes d'un léger degré d'arthralgie. T. 36°8.

On donne au malade une potion à l'ergotine et de la limonade sulfurique.

30 octobre. — Quelques éléments nouveaux sont apparus ; mais l'ensemble de l'éruption évolue vers la vésico-pustule. Certains se flétrissent et se couvrent de croûtes noirâtres.

Pendant la nuit le malade a eu des coliques violentes ; à 10 heures du soir est survenue de la diarrhée sanglante. Les selles étaient constituées par du sang presque pur, environ 300 grammes.

Les douleurs arthralgiques persistent ; urines albumineuses. Température, 37° ; pouls, 88.

31 octobre. — Même état de la peau. Une seule selle hémorragique. Persistance de l'albumine. Température, 36°8.

1er novembre. — L'éruption a pâli dans son ensemble ; au coude gauche, du côté de la fluxion, un nouvel érythème constitué par des pétéchies très petites. Les selles sont redevenues normales. Persistance des douleurs articulaires. Pouls, 84 ; température normale.

2 novembre. — L'éruption évolue de trois façons différentes ; certaines pustules se dessèchent, d'autres s'ulcèrent, les taches purpuriques se foncent. Pouls, 76 ; état général satisfaisant, plus d'albumine.

Il existe encore de l'induration au niveau de la paupière supérieure droite.

5 novembre. — Des taches purpuriques se sont montrées aux jambes. Les ulcérations au niveau des pustules deviennent confluentes, elles donnent lieu à un suintement abondant. Le malade est obligé de se coucher sur le ventre. Le moindre mouvement est intolérable.

8 novembre. — Les douleurs articulaires ont disparu.

10 novembre. — Le malade présente de l'œdème des deux mains s'étendant jusqu'au poignet. Cette tuméfaction s'accompagne de douleurs spontanées dans les articulations des doigts. L'état général est moins bon, le pouls est plus rapide.

15 novembre. — Les ulcérations ont tendance à se cicatriser, l'œdème des mains disparaît, le thorax s'est recouvert d'une petite éruption papuleuse et rosée.

19 novembre. — L'éruption a pâli dans son ensemble, mais en laissant des traces indélébiles de son passage, la peau est encore tigrée.

Examen bactériologique. — Le liquide des vésicules n'a rien donné. Le sang pris dans la veine du coude et l'urine recueillis antiseptiquement ont donné des cultures de *streptocoque* sur agar et sur bouillon.

OBSERVATION 13 (Parvu)

Érysipèle de la jambe. Erythème léger des mains. Hydar-
throse du genou droit. Examen bactériologique négatif.

M... Eugénie, vingt-quatre ans, plumassière. Entrée le 21 juillet 1895. Cette malade est atteinte de rhumatisme chronique
avec ankylose de l'articulation tibio-tarsienne. Début par fièvre,
le 20 juillet, adénopathie inguinale. Le 22 juillet, il existe de la
rougeur érysipaléteuse du dos du pied, de la jambe et de la
partie postérieure de la cuisse. Température, 39°; pouls, 100.
Les mains présentent de la rougeur diffuse.

24 juillet. — Hydarthrose du genou droit. Douleur et empâtement des articulations radio-carpiennes. Rougeur des mains
pâlit. Température, 37°; pouls, 76.

Une ponction a été faite dans le genou. Résultat des cultures
négatif. L'hydarthrose a d'ailleurs disparu trois jours après, ainsi
que l'empâtement du poignet.

OBSERVATION 14 (Résumée de Roger)

Arthrite des deux genoux. Examen bactériologique

Homme, quarante ans, ayant eu du rhumatisme articulaire
aigu, douze ans auparavant.

Au cours d'un érysipèle, nous vîmes le genou gauche atteint;
il se tuméfia, devint douloureux et la peau rougit légèrement.

La palpation permit de reconnaître la présence d'une assez
grande quantité de liquide.

Deux jours plus tard, le genou droit se prenait à son tour, au
bout de huit jours, l'érysipèle était guéri, les deux genoux
étaient indolents, mais contenaient toujours du liquide : celui-
ci se résorba du reste très vite et disparut au bout de trois
jours à droite et sept jours à gauche.

« Une ponction faite dans le genou gauche pendant la période d'état donna quelques gouttes d'un liquide clair ; la culture n'y révèle que des staphylocoques blancs et jaunes, à l'exclusion de tout streptocoque. Il s'agit donc dans ce cas d'une arthropathie subaiguë qui ne dépendait pas du microbe de l'érysipèle. »

(OBSERVATION 15 (Observation inédite)

(communiquée par M. le professeur Gangolphe, 1898)

M. X..., à Lyon, trente-huit ans. Alcoolique, obésité, broncho-pneumonie bacillaire deux ou trois ans avant. Père arthritique, arthritique lui-même, n'a pas eu d'atteintes de rhumatisme aigu auparavant.

Dans la journée du 28 février, le malade est forcé de rentrer chez lui, pris de frissons intenses et de vomissements.

29 février. — Je suis appelé auprès du malade. Les vomissements persistent, l'intolérance gastrique est absolue. Température 40° 2. Je constate une plaque d'érysipèle développée autour d'une écorchure insignifiante à la jambe droite. Les ganglions inguinaux sont sensibles à la pression ; il existe une traînée de lymphangite, à la face interne de la cuisse. Je prescris des suppositoires de quinine, de la glace, du champagne.

1er mars. — Même état, température 40°, tuméfaction, le membre inférieur est tuméfié sans qu'il y ait phlegmon diffus.

Cet état se prolonge pendant huit jours. Le malade va en s'affaiblissant.

9 mars. — Le malade se plaint d'une douleur à l'épaule gauche. Il est impossible de faire exécuter aucun mouvement à l'articulation à cause de cette douleur. La poche ne paraît pas notablement distendue. Il n'y a pas de rougeur. Je prescris le salicylate de soude.

11 mars. — Les mouvements sont presque libres mais le

coude et surtout l'articulation du poignet sont douloureux. Comme à l'épaule, il ne semble pas qu'il y ait d'épanchement. La tuméfaction rend l'examen difficile.

14 mars. — La douleur a disparu du côté gauche. L'épaule droite est le siège d'une nouvelle douleur aussi aiguë qu'elle avait été à gauche. L'épaule gauche paraît entièrement libre.

Rien du côté des membres inférieurs.

A partir de ce moment, l'état général semble s'être sensiblement aggravé ; étant donné la prostration du malade, il est difficile d'obtenir des renseignements exacts quant au degré de sensibilité des diverses jointures.

Je n'ai pas jugé utile de faire une ponction à cause de cet état relativement peu inquiétant des articulations.

Les poussées articulaires ne semblent pas être accompagnées d'élévation marquée de température qui s'est constamment maintenue en plateau vers 40°.

Rien au cœur.

Pas d'albumine ou à peine quelques traces.

Cet état se maintient pendant une dizaine de jours.

Vers le 25 mars les douleurs disparaissent en totalité. Le malade présente des signes évidents d'infection généralisée. Trois jours après, mort.

D'après les observations précédentes on voit que la date d'apparition de ces polyarthrites est variable. Dans les faits que nous avons réunis, elles ne se montrent que du quatrième au onzième jour après l'apparition des plaques cutanées, plus fréquentes à cette époque tardive coïncidant avec le commencement de la desquamation de l'érysipèle.

Ces complications semblent s'attacher aux grandes articulations, genoux, coude, poignet, sans pourtant que les petites articulations restent indemnes, comme le prouvent les observations 10 et 12, où nous voyons la lésion siéger au niveau des petites articulations de la main et de la colonne vertébrale.

La température s'élève de 39' à 40°.

Extérieurement, aucun signe particulier ne frappe les yeux; la peau n'a pas changé notablement de couleur, elle est tendue, chaude et lisse; une légère tuméfaction occupe l'articulation, et quelquefois, la palpation révèle la présence d'une certaine quantité de liquide.

Tuméfaction et douleur, voici donc les deux principaux éléments de diagnostic. Cette douleur n'est généralement pas très vive et consiste en une sensation de gêne, d'impotence fonctionnelle au niveau de l'articulation.

Cette variété d'arthrite est de courte durée, en deux ou trois jours, l'épanchement est résolu et tout a disparu; mais le malade ressent encore ces arthralgies parfois violentes qui, siégeant dans les articulations voisines, précèdent ou accompagnent les polyarthrites. L'ankylose observée une fois n'est pas de règle.

A part un cas cité plus haut, nous voyons que le cœur est généralement indemne. Un signe que nous avons déjà mentionné est la présence d'érythèmes. Ces manifestations cutanées suivent ou accompagnent l'infection streptococcienne; c'est un érythème manifestant les formes les plus diverses, depuis la plus simple jusqu'à la forme polymorphe et hémorragique. Or, dans plusieurs cas, ces manifestations cutanées semblent être accompagnées de l'inflammation des séreuses. Peut-être pourrons-nous tirer de ce rapprochement quelque relation nous éclairant sur la pathogénie si peu connue de ce genre de rhumatisme.

Paragraphe V

Arthrites purulentes métastatiques

Les arthrites purulentes métastatiques sont rares au cours de l'érysipèle. C'est la seule forme à laquelle Richardière reconnaît un véritable caractère infectieux. « On voit, dit-il, survenir au cours ou pendant la conva-« lescence d'un érysipèle de la face ou des membres, une « arthrite ordinairement unique qui siège dans une join-« ture plus ou moins éloignée de la plaque d'érysipèle. « Cette arthrite est sous la dépendance de l'infection « générale, produite par le virus érysipélateux, et le plus « souvent elle se termine par suppuration. »

Il ne donne point de faits confirmant son dire. Les observations que nous avons pu réunir sont peu nombreuses, les cas d'érysipèle où l'on a constaté cette complication étant très rares.

Mauclair en convient dans son travail, il ne cite que deux auteurs en parlant.

Ritzmann, sur 130 cas d'érysipèle, n'a vu survenir que cinq fois cette complication.

Avery, dans une épidémie très maligne d'érysipèle, a observé quelques cas de suppuration des membres inférieurs.

Nous voyons, en outre, que Legendre et Beaussenat dans leur rapport à la Société des sciences médicales en 1893 n'ont constaté que deux cas certains sur 400 érysi-pèles. Chantemesse en deux ans n'a observé qu'un seul cas. La proportion en est donc très faible. Avant de donner nos observations, nous mentionnerons les cas de :

Fournez. — Érysipèle du bras, consécutif à une saignée.

Arthrite de l'épaule gauche et du genou gauche.

Desprès. — Érysipèle de la face, consécutif à une opération de la cataracte. Arthrites purulentes multiples.

Lukousky. — Érysipèle de la poitrine, arthrite purulente du genou.

Angerhausen. — Érysipèle du bras consécutif à l'ablation d'un cancroïde à l'aisselle. Arthrite au genou.

Schuller. — Érysipèle de la face. Arthrite du genou.

Gaillard et Beaussenat. — Érysipèle de la face, arthrite du genou droit.

Juhel Rénoy. — Érysipèle de la face. Arthrite de l'articulation radio-carpienne.

Legendre et Beaussenat. — Érysipèle de la région périnéo-pubienne. Arthrite du genou et de l'épaule.

Monnod et Macaigne. — Érysipèle de la face. Arthrite du genou.

Jaboulay. — Érysipèle de la face consécutif à une plaie par arme à feu. Arthrite du genou droit.

Chantemesse et Sanitou. — Érysipèle de la face. Arthrite du genou droit.

OBSERVATION 16 (empruntée à Galliard et Beaussenat)

Érysipèle de la face. Albuminurie. Arthrite purulente du genou droit. Arthrotomie. Mort. Autopsie.

Berthe P..., vingt et un an, entrée le 8 mai 1892, dans le pavillon d'isolement de l'hôpital Saint-Antoine. Son père est mort phtisique à trente-neuf ans, sa mère est bien portante ; elle a un frère bien portant, une sœur paralytique depuis l'âge de trois mois, elle n'a jamais eu de maladie sérieuse.

Règles normales, dernière période à la fin d'avril.

2 mai. — Elle a été prise brusquement de frissons, puis de fièvre et de vomissements, elle a éprouvé en même temps une

vive douleur à la région temporo-pariétale gauche ; le médecin
appelé immédiatement a cherché en vain à la rapporter à une
plaie ou à un traumatisme antérieur. La rougeur et la tuméfaction ont été dès l'abord très intenses. Elles ont gagné rapidement la joue gauche, puis le nez, le front, la joue droite et enfin
le cou et la nuque. Quant aux phénomènes généraux, ils n'ont
duré que trente-six heures. Aussi la malade a-t-elle à peine
gardé le lit.

7 mai. — Retour des symptômes généraux, frissons violents
et répétés, courbature, malaise puis vomissements incoercibles
et diarrhée la nécessite de s'aliter le jour.

Dans la nuit du 7 au 8 mai, la malade a éprouvé une *douleur
très violente au genou droit*, douleur irradiée bientôt à tout
le membre inférieur qui ne pouvait plus exécuter aucun
mouvement. Le genou s'est tuméfié rapidement.

8 mai. — Dans la soirée, on apporte la patiente à l'hôpital.

9 mai (huitième jour de la maladie). — Nous constatons
encore une rougeur vive de la face et du cou mais avec un gonflement modéré. Il n'y a plus de tuméfaction des paupières, il
n'y a pas de phlyctènes, les ganglions sous-maxillaires sont
modérément tuméfiés. Il y a de la fièvre, température vaginale
36°. P. 124. La langue est sèche, la malade est anxieuse, elle se
plaint de souffrir beaucoup du genou droit et de la cuisse du
même côté. Le membre inférieur droit est en abduction ; la
jambe à demi fléchie repose sur le bord externe, le décubitus
a déjà fait naître au niveau de la malléole externe une plaque
livide (pas encore d'escarre).

La malade ne veut permettre aucun déplacement, cependant
nous mettons le membre dans la rectitude et dès lors nous pouvons examiner le genou, qui est considérablement tuméfié. Les
dépressions latérales sont remplacées par des saillies ; la distension des culs-de-sacs est manifeste, le choc rotulien se
perçoit aisément. Donc, sans nul doute, il y a du liquide dans
l'articulation.

Au niveau du genou, de même que sur toute l'étendue du
membre, la peau a sa coloration normale (sauf au niveau de la

malléole). L'érysipèle n'existe qu'à la face et au cou. Il n'y a pas de rougeur en dehors de ces régions. Les autres articulations sont saines.

Rien au cœur. L'auscultation du thorax ne révèle que quelques râles sibilants à droite. Rien dans l'abdomen. Pas de tuméfaction de la rate.

L'urine contient une grande quantité d'albumine, pas de sang.

Nous prescrivons l'enveloppement du membre dans de la ouate après onction d'un liniment calmant; sur la face, des onctions de vaseline résorcinée; à l'intérieur, 4 grammes salicylate de soude et potion de Todd.

Le soir, température 39° 5.

10 mai (neuvième jour). — État stationnaire de l'érysipèle, la langue est encore sale. Bien que la température se soit abaissée à 37° 8, il est facile de voir que l'état général ne s'est pas amélioré. La malade est toujours anxieuse, inquiète. Le genou est tuméfié et douloureux.

Après lavage des parties, nous pratiquons à l'aide d'un trocart stérilisé la ponction au genou. Après avoir recueilli le liquide dans deux pipettes stérilisées pour l'examen bactériologique nous aspirons, à l'aide de l'appareil Potain, 100 grammes environ de pus verdâtre, un peu grumeleux. Pendant l'opération nous constatons que l'extrémité du trocart frotte sur des surfaces rugueuses.

Application d'une vessie de glace sur la jointure, après occlusion de la petite plaie qu'a produite le trocart. Salicylate de soude, 4 grammes. Potion de Todd.

Le soir, température 39° 5.

11 mai (dixième jour). — Le genou est gonflé comme avant la ponction; il est fort douloureux. La malade a mal dormi, elle a eu de l'agitation pendant la nuit, elle est toujours anxieuse. Langue sale. Sueurs profuses. Température 38° 2. Pouls 120. Beaucoup d'albumine dans l'urine.

Il est évident que la situation s'aggrave et que si l'on veut remédier aux accidents actuels, il n'y a pas de temps à perdre, l'intervention chirurgicale s'impose.

La malade a été transportée dans la chambre réservée du pavillon, qui a été désinfectée à son intention, et là, nous pratiquons, à 11 heures du matin, en nous conformant aux règles de l'antisepsie la plus rigoureuse, l'arthrotomie; deux incisions longitudinales de 5 centimètres environ, faites à droite et à gauche de la rotule, permettent d'ouvrir largement l'articulation d'où s'écoule du pus en abondance. En introduisant le doigt dans l'article, nous constatons que les surfaces sont rugueuses. Il y a là des fausses membranes adhérentes, mais faciles à détacher. Après une irrigation copieuse faite avec la solution de sublimé à 1/1000, deux drains sont introduits dans la cavité articulaire, les plaies cutanées sont suturées partiellement au crin de Florence, puis recouvertes de gaze iodoformée. Le pansement du genou étant fait, nous immobilisons le membre dans un appareil plâtré, qui est entouré d'une bande.

L'opérée a bien supporté le chloroforme, et en se réveillant, elle déclare que le genou n'est pas douloureux, mais il y a encore de la douleur au niveau de la cuisse.

Deux injections sous-cutanées d'éther, champagne. Potion de Tood, glace, lait.

Le soir température 39° 8. Euphorie. La malade est satisfaite, elle dit qu'elle ne souffre plus, elle n'a plus l'anxiété qui existait avant l'opération, mais nous constatons des phénomènes nerveux en rapport avec l'intensité de la fièvre (il y a un peu de déviation de la commissure des lèvres à droite); sueurs profuses; langue sèche, albumine abondante dans l'urine. Potion de chloral pour la nuit.

12 mai (onzième jour). — Température 39° 2. Le pouls est régulier, la nuit a été agitée. Il y a eu du délire de la parole. Au moment de la visite, la malade prononce des paroles incohérentes, on peut cependant obtenir d'elle des réponses raisonnables. Trémulation des lèvres et de la langue. Carphologie. La malade porte continuellement la main à la cuisse droite, qui est le siège de douleurs vives, tandis que le genou opéré est indolent. La cuisse est en effet tuméfiée. Il y a un peu d'œdème au niveau du triangle de Scarpa, sans rougeur à la peau. Nous songeons à une suppuration profonde, l'articulation coxo-fémorale paraît indemne, car les mouvements communiqués à la cuisse sur le bassin s'effectuent sans peine.

Râles aux deux bases, au cœur nous constatons un bruit de galop.

L'érysipèle qui jusqu'ici était limité au cou, et dont on ne trouve plus que des vestiges à la face, tend à gagner le dos. Il y a une sorte de collerette rouge dont le bord inférieur, légèrement saillant, va de l'un des acromions à l'autre en décrivant une courbe élégante. En avant les régions claviculaires sont envahies.

Traitement *ut supra*. Injection d'éther. Le soir température 39°5. Le délire s'exaspère. Le 13 mai, douzième jour, à deux heures du matin, le délire se calme, la malade tombe dans un état comateux; à neuf heures, température 40°, pouls rapide, petit, régulier.

Respiration stertoreuse, cyanose de la face et des extrémités, sueurs profuses, mort à 11 heures du matin.

Autopsie. — Méninges cérébrales congestionnées, le cœur est mou, la coloration du myocarde est pâle. Pas d'endocardite ni de péricardite. Les valvules sigmoïdes aortiques et l'aorte à sa naissance présentent une coloration rouge due à l'inhibition sanguine. Poumons congestionnés, surtout au niveau des bases. Rate molle, à peine augmentée de volume. Foie pesant 1.800 grammes, de consistance molle, offrant quelques îlots jaunâtres, témoignant d'un début de dégénérescence graisseuse.

Reins. — Volume normal, pas d'adhérence des capsules. Congestion de la substance corticale. Organes génitaux normaux. Rien à signaler dans l'estomac et l'intestin. Le genou droit ne contient pas de liquide. On y trouve quelques fausses membranes molles, blanchâtres. La face postérieure de la rotule et les surfaces articulaires fémorales et tibiales sont sur plusieurs points dépouillées de leur revêtement cartilagineux; sur d'autres points, la synoviale est épaissie et fait corps avec des dépôts fibrineux adhérents.

La suppuration n'est pas limitée à l'articulation du genou. On trouve une fusée purulente, qui partant du creux poplité se prolonge, en suivant le trajet des vaisseaux fémoraux, jusqu'au voisinage de la racine du membre. Sur plusieurs points les masses musculaires sont dissociées et même envahies par le pus.

Dans l'articulation coxo-fémorale, il y a une vascularisation exagérée de la synoviale, mais pas d'arthrite. Les autres jointures n'offrent rien à spécifier.

Examen histologique des reins. — Les glomérules sont congestionnés; ils contiennent des anses vasculaires dilatées et gorgées de sang; les vaisseaux afférents et efférents sont volumineux.

Entre la capsule de Bowman et le glomérule, on trouve en certains points des masses amorphes contenant quelques cellules épithéliales libres. La capsule de Bowman est généralement épaissie.

Les tubes contournés ne sont pas uniformément altérés. Ici, on distingue encore les limites des cellules et le protoplasma est simplement granuleux, tandis que la lumière contient un coagulum albumineux. Là, les cellules épithéliales ont perdu la netteté de leurs contours, les noyaux encore fixés en place sont entourés d'une substance granuleuse. Souvent la lumière des tubes est remplie de substance granuleuse et de boules hyalines; les tubes paraissent dilatés.

Les tubes collecteurs renferment des cellules tuméfiées, ils sont encombrés de substance granuleuse.

Les anses vasculaires sont partout extrèmement dilatées et gorgées de sang. Il en est de même des vaisseaux droits.

Peu de modifications du tissu interstitiel, c'est à peine si on aperçoit quelques cellules embryonnaires autour des glomérules et des tubes. Les phénomènes de diapédèse sont peu marqués.

En résumé, il y a là une néphrite aiguë avec prédominance des phénomènes de congestion et de catarrhe (peu de diapédèse, peu de lésions dégénératives vraies).

Examen bactériologique du pus. — Nous avons recueilli au

moment de la première ponction du genou, à l'aide de pipettes stérilisées, une certaine quantité de pus provenant de l'articulation.

Ce pus, examiné à l'état frais, contenait de très nombreux cocci isolés, de rares cocci en chaînettes (streptocoques), de très nombreux cocci en grappe de raisin (staphylocoques). Après ensemencement sur l'agar, l'examen des cultures au microscope montre quelques cocci isolés, mais surtout de nombreux staphylocoques.

L'ensemencement sur la gélatine produit la liquéfaction de cette gélatine : on peut donc affirmer qu'il s'agit là de staphylocoque.

OBSERVATION 17 (JUHEL RÉNOY)

Arthrite purulente de l'articulation radio-carpienne.
Arthrotomie. Guérison.

Je viens d'observer à la Maison de Santé une malade de quarante-huit ans, qui dans le cours d'un érysipèle de la face avantageusement traité par les pulvérisation de sublimé a eu une arthrite suppurée de l'articulation radio-carpienne.

L'arthrotomie précoce pratiquée par Nélaton a amené la guérison complète. Le pus n'a pas été examiné au point de vue bactériologique.

OBSERVATION 18 (Empruntée à LEGENDRE et BAUSSENAT)

Contusion des articulations du genou et de l'épaule par suite
d'une chute. Érysipèle cataménial ; suppuration des arti-
culations contuses. Arthrotomies successives: guérison
locale. Amélioration de l'état général après chaque arthro-
tomie. Vastes et multiples suppurations sous-cutanées et
inter-musculaires. Cachexie progressive. Broncho-pneu-
monie. Mort au bout de six semaines de maladie et trois
semaines après la seconde arthrotomie.

Florence X..., âgée de cinquante ans, ménagère, entrée le 16 juin 1892. Isolement. Lit n° 9.

Aucune maladie antérieure, à part des amygdalites répétées. Jamais aucune atteinte de rhumatisme.

12 juin. — Chute dans un escalier. Cette femme roule sur le côté gauche. Elle se contusionne assez violemment et est portée à Laënnec où on lui trouve une hydarthrose du genou gauche.

15 juin. — Apparaît un érysipèle de la région périnéo-pubienne coïncidant avec l'époque menstruelle; la malade est transportée à Saint-Antoine.

17 juin. — Examen de la malade.

Constitution robuste en apparence; facies éthylique. Érysipèle de la partie supéro-interne de la cuisse gauche, de la fesse gauche, de la région sacrée et de la fesse droite.

Dès qu'on veut toucher la malade elle pousse des cris violents si l'exploration porte sur les membres du côté gauche. De ce côté, on trouve, en effet, un genou volumineux, globuleux, sans teinte rouge du tégument, mais plus chaud que l'autre et où il est facile de constater de la fluctuation dans le cul-de-sac sous-tricipital et le choc rotulien. L'épaule du même côté est également très douloureuse. Mouvements volontaires impossibles. Mouvements provoqués très pénibles.

Pas de fluctuation appréciable, pas de saillie au niveau de la face antérieure dans l'intervalle du deltoïde et du grand pectoral.

Température matinale 38° 2; vespérale 37° 8. Les urines contiennent de l'albumine.

La malade est fortement éthylique et un peu artério-scléreuse. La nuit, cauchemars, crampes dans les mollets; pituites au réveil. Fourmillements depuis longtemps dans les pieds. Tremblement des mains. Artères temporales sinueuses.

L'absence de fièvre importante nous laisse espérer que l'épanchement intra-articulaire du genou n'est pas suppuré.

18 juin. — Dans la nuit, la malade a été fortement agitée: elle a déliré. Au réveil, vomissements bilieux, frissons violents, soif vive, céphalée intense. Température matinale 38° 8, soir

39° 6. La tuméfaction du genou a augmenté, les douleurs sont plus vives, les élancements continuels. La langue est sèche.

On fait une ponction dans l'articulation du genou avec une seringue de Roux stérilisée. On retire du pus qui est ensemencé et donne *un streptocoque et du staphylocoque doré*.

Nous décidons une arthrotomie immédiate sous le chloroforme. Elle est pratiquée par M. Beaussenat. Les ligaments du genou sont soigneusement savonnés, brossés et lotionnés avec le sublimé, l'éther et l'alcool. Deux incisions sont pratiquées de chaque côté de la rotule. Incision interne de six centimètres environ, incision externe de dix centimètres empiétant sur le cul-de-sac sous-tricipital. Écoulement d'un verre de pus verdâtre, bien lié, mélangé de sang et légèrement grumeleux. Le doigt, introduit sous la rotule, sent une surface un peu rugueuse et dépolie. Dans le cul-de-sac tricipital distendu on constate quelques brides que l'on peut rompre aisément et des fausses membranes que l'on détruit avec la curette. L'articulation est soigneusement lavée avec la liqueur de Van Swieten ; on y injecte ensuite du salol camphré.

Suture profonde au catgut des ailerons de la rotule ; suture superficielle de la peau au crin de Florence. Les sutures laissent passer de chaque côté un gros tube à drainage que l'on fixe et par lequel on fait encore un lavage au salol camphré. Pansement à la gaze iodoformée, légèrement compressif, immobilisation du membre dans un appareil plâtré.

Champagne, Tood, lait.

La température, qui avait atteint 40° le 16, tombe le 19 au matin à 38° 4. La malade est beaucoup mieux.

Dans la soirée elle a pourtant quatre selles liquides et la température remonte à 39° 4. Salicylate et sous-nitrate de bismuth, à 4 grammes.

20 juin. — La température donne le matin 37° 6, le soir 38° 6 ; la nuit est bonne.

21 juin. — T. 38°2-39°5.

La malade vomit ses aliments, cependant l'état général est

bon. La douleur de l'épaule persiste, mais moins vive que les premiers jours. Pas de fluctuation nettement appréciable, mais le moignon de l'épaule est dans sa totalité assez fortement tuméfié avec traînées bleuâtres veineuses.

L'érysipèle jusque-là cantonné aux fesses gagne un peu dans la région des lombes.

22 juin. — Un vomissement, deux selles diarrhéiques. L'érysipèle gagne vers le dos. Aucune douleur dans le genou opéré.

23 juin. — T. M. 38°5 ; S. 38°6. On fait le premier pansement depuis l'opération. Les plaies sont presque entièrement réunies. Pas une goutte de pus. Le genou est à peu près d'un volume normal. Il n'y a plus de choc rotulien. La pression dans tous les sens ne fait sourdre aucune gouttelette de pus par les drains. L'œdème de la cuisse et de la jambe a presque totalement disparu. Injection de salol camphré, par les drains. La malade ne s'alimente qu'avec du bouillon et des liquides alcooliques, mais refus de lait.

Traces d'albuminurie.

Du 25 au 27 juin. — Aucune modification ne survient sauf la marche toujours progressive et ascendante de l'érysipèle dans le dos. La température est en plateau entre 38°4 et 38°8.

27 juin. — Nouveau pansement. Les plaies sont cicatrisées, sauf au niveau des tubes à drainage que l'on remplace par de plus petits. Au-dessous du genou, petite plaque érythémateuse sans bourrelet, probablement produite par l'iodoforme. L'articulation de l'épaule dont les douleurs s'étaient un peu amendées redevient douloureuse, saillie avec la face externe du moignon qui n'est point rouge. Aucune saillie dans l'espace interdeltoïdo-pectoral.

Mais la malade accuse de violentes douleurs dans le dos au niveau de son érysipèle. On constate une collection purulente occupant toute la région lombaire et dont la pression est très pénible. La température est à 40°. On incise largement en trois endroits différents. Il s'écoule plus d'un demi-litre de pus ;

vaste décollement. Lavage au sublimé. Introduction de gaze iodoformée dans le foyer.

29 juin. — T. M. 38°; S. 39°5. On s'aperçoit qu'il y a encore un petit point abcédé qu'on n'a pas ouvert. On incise et on retire un demi-verre de pus.

30 juin. — T. M. 37°2; S. 38°. Le genou semble complètement guéri, on enlève définitivement les drains.

5 juillet. — Une escarre très étendue au sacrum. Le pansement du phlegmon du dos a été fait tous les jours et la plaie commence à bourgeonner.

La température oscille entre 37° et 39°.

4 juillet. — La douleur de l'épaule est incessante.

5 juillet. — On peut affirmer la présence du pus dans cette articulation et une ponction avec la seringue de Roux stérilisée ramène un pus jaunâtre, bien lié. T. M. 39°3; S. 40°3. En outre, vomissements, insomnie, agitations, délire nocturne et œdème du membre supérieur gauche.

6 juillet. — Nous décidons l'arthrotomie de l'épaule. M. Beaussenat tient le bistouri. Il aborde l'articulation par la partie postérieure. Incision de 6 centimètres partant de la pointe de l'acromion et verticalement dirigée en arrière de l'humérus. Section des muscles grand rond et sus-épineux et ouverture de la capsule articulaire.

Après l'écoulement d'une grande quantité de pus et de sérosité sanguinolente, on constate, au toucher, que les cartilages sont rugueux et érodés, qu'il existe quelques fausses membranes assez épaisses; qu'il y a communication de la cavité intra-articulaire avec la bourse séreuse sous-deltoïdienne qui est incisée aussi dans le sens vertical, un peu en avant de la tête humérale. Cette bourse séreuse communique elle-même avec une collection sous-cutanée. Dans le pus on a trouvé du *streptocoque* et un diplocoque en capsule qui semblait être le pneumocoque, une souris blanche inoculée n'avait pas succombé au bout de vingt-quatre heures. Lavage antiseptique

rigoureux et drainage au niveau des deux incisions. On suture
d'abord la capsule et ensuite la peau, sauf une faible étendue
destinée à laisser passer le tube de drainage. Température le
soir, 39°.

7 juillet. — La malade a passé une bonne nuit, son épaule
n'est pas douloureuse. Elle est gênée pour respirer et on lui
trouve des râles de congestion disséminés dans les deux poumons ; un peu de souffle dans la fosse sous-épineuse droite.
Expectoration légèrement rosée. Température : matin 38° ;
soir, 39° 4.

Mais le lendemain la température était tombée. Dès lors, les
choses semblent vouloir mieux aller. La température évolue
entre 38° et 39° mais l'état général se relève. Cependant
l'escarre sacrée s'est encore agrandie et est devenue large
comme la paume de la main. Un premier pansement de l'épaule
est fait le 11 et le deuxième le 15. Par le drain qui plonge dans
l'articulation, il ne sort pas de pus et la plaie se cicatrise.

Le décollement cutané antérieur continue à suppurer, mais
très modérément.

16 juillet. — Petit abcès de la grosseur d'une mandarine, au
niveau de l'angle de l'omoplate ; on l'incise.

Il avait amené une élévation de température de 0°4 seulement.

L'escarre sacrée est toujours jaunâtre, atonique, avec bords
décollés et suppuration peu abondante.

La malade maigrit très notablement de jour en jour, elle
vomit tout, sauf le bouillon et l'alcool.

Pourtant du 16 au 21 juillet la température n'a pas dépassé
38° 5 le soir et le matin elle tombait à 37°5.

24 juillet. — Elle atteint le soir 39° 4 et la malade se plai-
gnant de souffrir dans la cuisse du côté gauche, on constate en
effet que celle-ci est plus volumineuse que l'autre et que la
pression en est douloureuse, il y a encore une collection purulente à ce niveau, mais profonde et remontant jusqu'au niveau
du tiers supérieur de la cuisse et s'étendant en bas jusqu'à la

limite supérieure de la ligne d'incision extrême qu'on a faite
lors de l'arthrotomie. On fait sortir par cet orifice un verre
et demi de pus. L'articulation du genou n'est pas le siège d'un
épanchement.

Le surlendemain la température tombe à 37° 4 le matin pour
remonter un peu le soir.

26 juillet. — Nouvel abcès au niveau du pli fessier du côté
droit. Incision. Issue de 250 grammes de pus. Drainage.

Diarrhée abondante. Congestion pulmonaire. Débilitation
progressive, alimentation solide très difficile.

Le phlegmon de la cuisse va aussi bien que possible, grâce
aux lavages répétés au sublimé et au salol camphré.

Il n'y a plus aucun liquide dans l'articulation de l'épaule et
malgré cette série non interrompue de complications, la guérison était encore possible.

Mais c'était compter sans la perturbation considérable
apportée dans l'économie tout entière par ces suppurations
multiples et la fièvre si longtemps prolongée.

Et de fait, à partir du 28, l'état général devient de plus en
plus mauvais. Les vomissements reparurent. Une diarrhée
rebelle à tout traitement se déclara. La maigreur fit des progrès
rapides, la langue devint sèche, le tégument prit une teinte
terreuse et la malade tomba peu à peu dans un état de torpeur
et de délire qui ne devait plus la quitter.

La soif était extrême, l'inappétence absolue, et l'on dut recourir au gavage.

Un abcès gingival apparut à la mâchoire supérieure, on l'ouvrit, et malgré l'antisepsie buccale, malgré l'antisepsie intestinale que l'on n'avait d'ailleurs jamais négligée, l'haleine prit
bientôt un caractère atrocement fétide et des plaques de gan-
grène apparurent au niveau du sillon gingivo-labial supérieur
qui gagnèrent les deux commissures et la face interne des joues
jusqu'au niveau des piliers antérieurs du voile du palais.

Le marasme était complet quand la mort survint le 1er août.
Depuis huit jours la température n'avait pas atteint 39°.

Autopsie. — Articulations ; genou. — Pas une goutte de pus dans la cavité articulaire. Il n'y a pas non plus de fausses membranes. Les cartilages d'encroûtement des condyles du fémur sont fortement altérés et celui du condyle interne a presque complètement disparu. Érosion du cartilage de la face postérieure de la rotule.

Épaule. — Aucune trace de pus.

L'abcès de la cuisse incisé dans toute son étendue remonte jusqu'au niveau du petit trochanter. Les parois sont grisâtres, non bourgeonnantes, mais la cavité est complètement détergée de pus et de fausses membranes.

Les phlegmons du dos et de la cuisse sont complètement cicatrisés. Seule l'escarre reste, mais elle semblait en voie de réparation.

Quant au mollet gauche, il est absolument infiltré de pus et tous les muscles de la région postérieure ne forment plus qu'une bouillie putrilagineuse.

Poumons. — Aux deux sommets, trace de tuberculose ancienne ayant subi la transformation fibreuse et crétacée. Quelques petits tubercules caséeux cependant.

A la partie inférieure du lobe supérieur du poumon droit, foyer de broncho-pneumonie.

Dans les lobes inférieurs des deux poumons, congestion intense ; ganglions bronchiques volumineux, noirâtres.

Cœur. — Contracté en systole, ventricule gauche légèrement hypertrophié. Pas de végétations sur l'endocarde. Quelques plaques gélatineuses dans l'aorte au-dessus des coronaires.

Foie. — 1.830 grammes. Dégénérescence graisseuse et amyloïde. Vésicule remplie de 37 calculs.

Reins amyloïdes.

Entérite catarrhale généralisée avec quelques érosions et ecchymoses dans le gros intestin.

OBSERVATION 19 (Monod et Macaigue, *Revue de médecine*)

*Érysipèle de la face. Arthrite suppurée du genou.
Mort par streptocoque.*

Femme de soixante ans, très grasse. Au cours d'un érysipèle
de la face, étendu aux oreilles et au cuir chevelu, survient une
arthrite purulente au genou. La malade qui était à l'isolement
des maladies contagieuses est amenée en chirurgie, on lui ouvre
aussitôt et on nettoie l'articulation le 1ᵉʳ juin. Mort le lendemain. Autopsie le 2 juin. Le myocarde est moins ferme qu'à
l'état normal ; il présente des zones grisâtres.

Le foie offre à sa surface des zones jaunâtres et des zones de
suffusion hémorragique en nappe.

Reins. — Substance corticale congestionnée par places sans
adhérence capsulaire. Le sang du cœur, la pulpe du foie, de la
rate, fournissent d'*innombrables colonies de streptocoques* seuls,
moins nombreux sur les tubes d'agar faits du rein et de la pulpe
encéphalique. La rate était ramollie.

L'examen des coupes n'a pas montré de streptocoques, mais
simplement les lésions banales des maladies infectieuses.
Lésions de sclérose diffuse avec altération cellulaire assez prononcée sur certains points.

Foie. — Léger degré de l'altération hépatique des états
infectieux.

OBSERVATION 20 (empruntée à M. le professeur Jaboulay)

*Plaie par arme à feu. Pénétration d'une balle de carabine
Flobert dans le sinus frontal droit et enfoncement de la
paroi postérieure de ce sinus. Extraction du projectile.
Érysipèle intercurrent du genou droit. Mort par méningite.*

Un homme de cinquante ans avait reçu à la distance de deux
mètres un coup de carabine Flobert. La balle avait fait un
pertuis au-dessus du sourcil droit et vers sa racine. Les deux

paupières étaient gonflées par une ecchymose, mais il n'y avait pas eu de saignement de nez. En explorant l'orifice d'entrée, je vis que la balle avait pénétré dans l'os, le malade avait déjà des douleurs frontales. L'extraction du corps étranger fut donc décidée. L'orifice d'entrée dans le sinus fut très net, juste égal à la balle que l'on voit plus profondément. Mais il est impossible de la faire sortir. Il faut agrandir l'orifice par une petite couronne de trépan placée au bas de l'ouverture traumatique. La balle a fait des esquilles et a semé autour d'elle de petits morceaux d'elle-même. En arrière elle n'adhère aucunement.

La manœuvre est aussi douce que possible pour ne pas perforer la paroi postérieure du sinus qui paraît intacte.

Mais huit jours après le malade était en plein délire ; il avait de l'arthrite au genou droit. Température 40°, le pouls irrégulier et incomptable. Tout ce cortège avait succédé à un érysipèle de la face.

A l'autopsie, il y avait de la suppuration de la plaie et une méningite frontale non suppurée.

L'arthrite au genou était purulente.

OBSERVATION 21 (in th. Parvu)

Érysipèle de la face. Arthrite purulente du genou droit et méningite purulente à streptocoques. Albuminurie. Streptococcie généralisée. Mort. Présence du streptocoque dans le sang, le liquide articulaire et l'urine. Autopsie.

C... Victorine, seize ans, domestique, entrée le 13 septembre 1895. Dans son enfance elle a toujours été bien portante, elle aurait éprouvé autrefois quelques douleurs rhumatismales ; depuis son arrivée à Paris, il y a un an, elle est devenue légèrement anémique.

Début de la maladie. — Le 7 septembre au soir, la malade fut prise d'un violent mal de gorge avec fièvre, frissons, cépha-

lalgie et vomissements. Le lendemain survint de la rougeur **et**
du gonflement du côté gauche de la face, un médecin appelé
porta le diagnostic d'érysipèle : son évolution au point de vue
local fut assez rapide et le 15 septembre au soir, il ne persiste
qu'un peu de rougeur avec desquamation furfuracée.

La veille de son entrée, 12 septembre, de violentes douleurs
ont été ressenties dans l'articulation du genou.

État actuel. — Le 14 septembre il persiste de la desquamation et un peu de rougeur de la face au niveau de la joue
droite.

L'arrière-gorge est un peu rouge, il existe quelques exsudats
pultacés au niveau des piliers postérieurs du voile du palais.

La malade se plaint d'une douleur violente qu'elle a dans le
genou gauche, douleur qui l'empêche d'exécuter aucun mouvement : la jambe est dans la demi-flexion sur la cuisse, et l'on
provoque une vive douleur en imprimant de légers mouvements
à cette articulation et en pressant au niveau du cul-de-sac sous-
tricipital. Le genou est très tuméfié ; il existe dans l'articulation
une certaine quantité de liquide, on perçoit facilement le choc
rotulien.

L'état général de la malade est très mauvais ; son faciès est
particulier ; les battements du cœur sont précipités, le pouls est
petit, 156 pulsations par minute; l'auscultation ne révèle cependant aucun bruit anormal.

Rien à l'examen de la plèvre et des poumons.

La langue est sèche; quelques vomissements.

Les urines sont limpides, mais contiennent une proportion
notable d'albumine. La température est à 39°2.

Le jour même, une ponction exploratrice est pratiquée, on
retire 20 centimètres cubes d'un liquide très louche, presque
purulent.

Le genou est immobilisé et on lui donne trois bains froids.

15 septembre. — Amélioration légère de l'état général.
Pouls 140. Langue humide, faciès plus animé.

Sous l'influence de l'immobilisation, l'état local s'est amélioré.

16 septembre. — Pouls 112, cependant il est toujours petit ; la contraction cardiaque est mal frappée.

L'état du genou est toujours satisfaisant, la douleur locale a disparu.

L'urine contient, au tube d'Esmarch, 2 grammes d'albumine.

17 septembre. — L'état local du genou reste stationnaire. L'état général s'aggrave, le pouls est à 142 ; les battements du cœur sont durs et irréguliers. Immédiatement après l'ingestion du lait que prend la malade, surviennent des vomissements.

Constipation. — Piqûres de caféine et d'éther.

A six heures du soir, la malade a été prise d'une crise nerveuse avec tremblement généralisé.

18 septembre. — Le pouls est à 120, les battements du cœur sont sourds et faibles ; il existe un léger souffle systolique au niveau de la base.

Quelques râles sibilants dans la poitrine.

L'état du genou est à peu près le même : pas de douleur, la palpation y révèle peu de liquide.

Urines toujours albumineuses.

19 septembre. — L'état général s'est subitement aggravé : la malade est immobile, les yeux hagards, le regard fixe, les mâchoires trémulentes. Elle ne répond pas aux questions qu'on lui pose : de temps en temps, elle pousse un cri inarticulé et la pression sur les masses musculaires provoque des cris de douleur. Un peu de cyanose de la face. Le pouls est petit, incomptable. Les battements du cœur sont précipités.

21 septembre. — Rigidité de la nuque et contracture des membres. Pupilles inégales, la droite plus dilatée que la gauche. La malade présente un aspect typhoïde ; les narines sont pulvérulentes, la langue sèche et rôtie.

Les battements du cœur sont incomptables.

Dans la poitrine se montrent quelques sibilances.

L'état du genou est stationnaire.

22 septembre. — Malade dans le sub-coma, les paupières

presque closes, les lèvres animées de tremblements, les mâchoires serrées; la raideur de la nuque et des membres persiste.
Le réflexe rotulien est normal du côté droit.

Bruits du cœur faibles et précipités, timbre râpeux au premier
temps.

Incontinence des matières fécales.

A six heures du soir, le pouls faiblit, les bains, administrés
jusque-là, sont remplacés par des enveloppements dans le drap
mouillé; la malade présente un état syncopal après chaque
bain.

23 septembre.— État général encore aggravé; inégalité pupil-
laire, strabisme divergent, raideur de la nuque et contracture
des membres.

Pouls incomptable. Respiration stertoreuse. Langue sèche
et rôtie.

Incontinence de l'urine et des matières fécales.

La malade meurt à deux heures du matin, le 22 septembre.

Examen bactériologique pratiqué pendant la vie. — Le
14 septembre on a fait des cultures de la gorge, du sang, du
genou et de l'urine. L'examen histologique du liquide du genou
a été pratiqué. Par le repos, le liquide s'est séparé en deux
couches; une supérieure séreuse, une inférieure franchement
purulente. L'examen immédiat sur lamelles montre la présence
dans ce liquide de nombreuses chaînettes de streptocoques
assez volumineux; quelques rares éléments sont disposés sous
forme de diplocoques. Les cultures *ont donné du streptocoque*
pur en grande abondance sans autre microorganisme.

Les cultures du sang pris dans la veine, suivant les précautions ordinaires, ont également donné du streptocoque à l'état
de pureté.

Les cultures de la gorge ont donné un mélange de streptocoque et de staphylocoque doré.

Les cultures de l'urine n'ont rien donné au microscope; nous
allons voir qu'il n'en fut pas de même lors de l'inoculation aux
animaux.

Inoculation aux animaux. — 1° Un lapin de 1.450 grammes fut inoculé dans les veines avec 5 centimètres cubes de culture du sang ; au bout de vingt-quatre heures, sa température s'abaissa rapidement ; cependant, quoique très malade, il ne succomba pas à cette unique inoculation.

2° Un lapin de 1.700 grammes fut inoculé de la même façon avec 10 centimètres cubes de culture de l'urine, il présenta les mêmes phénomènes que le premier et mourut exactement quarante-huit heures après l'inoculation. Des cultures des différents organes, pris après la mort, donnèrent du streptocoque pur.

Autopsie faite quarante-huit heures après la mort.

Cavité thoracique. — Les poumons sont sains dans leur partie supérieure, les lobes inférieurs sont au contraire très congestionnés ; mais pas de lésions de pneumonie ou de broncho-pneumonie. Aucune trace d'altérations pleurales.

Dans le péricarde un peu de liquide. La surface interne du péricarde pariétal est un peu dépolie, mais sans fausses membranes.

Le cœur est volumineux, son poids est de 510 grammes. Son tissu est de coloration normale à la coupe. L'examen minutieux des organes n'a pas montré d'endocardite.

Abdomen. — Les intestins sont sains, rien de particulier à l'estomac.

Foie pesant 1.270 grammes, un peu congestionné et graisseux.

Rate, poids 130 grammes ; peu volumineuse, plus diffluente que normalement.

Reins congestionnés, poids du rein gauche, 165 grammes.

Pas d'altération des organes génitaux.

Articulation du genou. — A l'ouverture s'écoule un pus épais et grumeleux, environ 150 grammes ; des fausses membranes détachées flottent dans ce liquide. Toute la surface de la synoviale présente des fausses membranes : elle est épaissie en certains de ces points.

R. Jonnot.   4

Les cartilages articulaires ont complètement disparu en certains points : au niveau de l'espace intercondylien, sur le bord externe des condyles. Le plateau tibial est moins atteint, cependant il présente des parties dénudées à sa partie antérieure en avant de l'épine et sur ses parties latérales, au niveau des circonférences externes et internes.

L'examen de la synoviale a été fait au point de vue pathologique ; il existe une grande quantité de globules blancs autour des vaisseaux, et dans sa partie la plus superficielle, il existe une quantité de cellules embryonnaires.

Examen bactériologique à l'autopsie.

L'examen sur lamelles du liquide articulaire et du produit de raclage des fausses membranes méningées montre les streptocoques purs en grande quantité.

Des cultures de bouillon sur agar ont été faites de tous les organes : poumons, liquide péricardique, rate, rein, méninges, ont donné les mêmes résultats : streptocoques purs. L'examen des cultures montre de longues chaînettes de streptocoques ; celles-ci se présentaient sous deux aspects : les unes à gros grains, les autres à grains moins volumineux.

Les phénomènes généraux, dus à l'infection sanguine, nécessaires à l'éclosion de cette arthrite sont, comme on le voit, très violents.

La température est toujours très élevée, à grandes oscillations, avec rémissions matinales pouvant quelquefois manquer, et offrir alors le type continu.

L'état gastrique est mauvais, le malade a des nausées, des vomissements. Le ventre est ballonné, et à la constipation fréquente peut succéder une diarrhée abondante d'odeur infecte, allant jusqu'à l'hémorragie.

Le pouls est petit, dur, rapide, les battements du cœur sourds et précipités, les urines rares et albumineuses.

Le malade est abattu, les yeux sont cernés, le teint terreux, la langue sèche et fuligineuse rappelle celle des typhiques. La soif est ardente.

C'est bien là le cortège des symptômes de l'infection généralisée.

Les signes locaux sont d'une grande netteté : violente douleur au niveau de l'articulation atteinte, douleur réveillée au moindre mouvement, ne laissant pas la moindre rémission au malade qui ne peut même pas supporter le contact des draps.

La peau est chaude, tendue, vernissée. A la palpation, on perçoit de la fluctuation nettement sentie dès le début, puis de la tuméfaction qu'accompagne une violente douleur rendant l'examen fort difficile. Une ponction exploratrice rendra alors le diagnostic certain.

D'après nos observations, on voit que la localisation de ces arthrites est presque toujours la même. Dans l'érysipèle de la face, c'est le genou qui est presque constamment atteint. Plusieurs articulations peuvent être saisies à la fois ; par ordre de fréquence, on trouve : l'épaule, l'articulation radio-carpienne, et la tibio-tarsienne.

Cette arthrite est sans contredit la plus grave des complications de l'érysipèle, car sa terminaison, même après intervention, est loin d'être favorable. « Elle évolue, dit
« Gosselin, comme les arthrites infectieuses, comme
« celles de l'état puerpéral par exemple, c'est-à-dire
« qu'elle cause une série de dégâts articulaires, et des
« phénomènes généraux assez intenses pour mettre la vie
« en danger. »

CHAPITRE III

Arthrites de voisinage

Pyoarthrites de voisinage

Lorsque l'érysipèle siège au niveau d'une articulation, on voit quelquefois apparaître dans la jointure une exsudation séreuse plus ou moins abondante, souvent négligeable ou bien mise en évidence par une distension considérable de la capsule. Il s'agit alors d'une hydarthrose. D'autres fois on ne rencontre qu'une synovite plastique pouvant amener quelque raideur dans les mouvements, enfin la suppuration constitue un troisième accident plus important, au point de vue des fonctions articulaires.

D'après ce tableau du dictionnaire Dechambre, nous constatons que les trois formes déjà décrites au sujet de l'arthrite à distance se retrouvent dans l'arthrite de voisinage. Nous laisserons les deux premières, vu leur peu d'importance pour nous occuper seulement des arthrites purulentes.

Nous empruntons à Tillmann la magistrale description adoptée par les auteurs qui l'ont suivi.

« Le plus souvent, ces arthrites surviennent de bonne heure, c'est-à-dire quelques jours après le début de l'érysipèle. Elles sont évidentes, leur marche très aiguë avec un caractère de malignité spécial et l'articulation peut suppurer en totalité. Le cartilage peut être complètement détruit, la synoviale présente des granulations végéteuses et en dix jours l'articulation est relâchée et crépite. Les parties molles du voisinage, les muscles, les tendons sont pris dans la suppuration ; il se fait des fusées purulentes ; les tendons se nécrosent.

A côté de ces arthrites précoces, très aiguës, il y a des suppurations articulaires qui surviennent tardivement, elles sont quant au pronostic *quoad vitam* beaucoup plus favorables que les suppurations précoces très aiguës, mais au point de vue de la fonction de l'articulation, elles sont aussi graves.

Ces suppurations se reconnaissent, outre les signes locaux qui peuvent ne se manifester que tardivement, par la persistance de l'élévation de température, alors que l'érysipèle a disparu, ou bien par une nouvelle élévation thermique. La terminaison est presque toujours naturellement funeste pour l'articulation dans les cas très aigus. Lorsque le pus est évacué de bonne heure avec les précautions voulues, on peut obtenir, très rarement et exceptionnellement, une articulation mobile.

Mais en général à cause de la rougeur et de la tuméfaction érysipélateuse des parties la suppuration articulaire n'est que tardivement reconnue, et quelques heures suffisent dans les cas très aigus pour détruire une articulation. »

Nous avons peu de chose à ajouter à cette description. Les auteurs qui se sont occupés de cette infection, Vollkmann, Breuscing, Ritzman, Legendre et Beaussenat, n'en signalent que quelques cas ; nous conclurons donc au peu de fréquence de ces arthrites, pour cette raison, sans doute, que l'érysipèle des membres est bien moins fréquent que celui de la face.

OBSERVATION 22 (Verneuil)

Arthrite purulente du genou, suite d'érysipèle

A Bonn, dans le service de clinique chirurgicale du D' Kramer un malade avait été opéré le 25 octobre 1871, d'une récidive de cancer de la mâchoire inférieure. Quelques mois après, pendant une épidémie d'érysipèle, une seconde récidive parut, on l'enleva au caustique, mais il ne s'en développa pas moins un érysipèle de la face qui disparut en quelques jours. A peine ce premier érysipèle pâlissait-il, que le 28 mars, il en parut un second, très intense, à la jambe et spontané en apparence ; le 3 avril, l'articulation du genou s'enflamma ; quelques jours après, il fallut l'ouvrir et l'abondance de la suppuration emporta le malade déjà cachectique auparavant.

OBSERVATION 23 (Verneuil)

H..., trente ans, gonflement considérable du pied et de la jambe datant de quelques jours. Érysipèle phlegmoneux. Disparition assez rapide des accidents, il ne persiste plus qu'un phlegmon du gros orteil qui s'ouvrit au niveau de l'articulation interphalangienne.

Sans cause, réapparition des accidents généraux et tuméfaction du membre jusqu'au pli de l'aine. Le genou gonflé comme le reste du membre était de plus très douloureux à la pression et ne pouvait subir le moindre mouvement. Il s'agissait d'une arthrite compliquant le gonflement érysipélateux. Une médication convenable, l'immobilisation dans une gouttière firent disparaître encore une fois le gonflement ; le genou seul resta volumineux et fluctuant et manifestement atteint d'hydarthrose. On combattit l'épanchement à l'aide de vésicatoires volants et on parvint à le diminuer considérablement. Mais état général mauvais. Mort avec escarre et pneumonie septique.

A l'autopsie, on retrouva dans l'articulation du genou une quantité de sérosité légèrement troublée par une petite proportion de pus, ce qui justifiait à la fois le diagnostic d'arthrite et d'hydarthrose.

OBSERVATION 24 (Fournez)

Le nommé Brunet, soldat au 9ᵉ régiment, âgé de vingt-deux ans, entre à l'hôpital du Val-de-Grâce, le 26 janvier 1839. Bonne santé antérieure, forte constitution. Depuis quatre jours, dit-il, il tousse sans cesse, il n'a pas souffert de la poitrine, violente céphalalgie ; à l'examen, on constate tous les signes d'une pneumonie du lobe supérieur gauche ; saignée au bras.

31 janvier. — La pneumonie était finie, l'état général très satisfaisant, mais depuis le 29, le malade se plaint que la piqûre de la saignée au bras droit lui fait mal, les lèvres de la petite plaie sont écartées, un peu boursouflées et rouges.

1ᵉʳ février. — La plaie est plus douloureuse, les parties environnantes sont tuméfiées, la douleur se propage vers la partie interne du bras jusqu'à l'aisselle.

2 février. — La tuméfaction du bras est plus considérable, la douleur plus vive ; insomnie, engorgement des ganglions de l'aisselle.

3 février. — La fièvre s'allume, le pouls est fréquent et dur, la peau est chaude et sèche; pas de changement jusqu'au 9, le malade s'inquiète sur l'état de son bras, et la face est altérée, réaction fébrile et intense.

10 février. — Pendant la nuit, douleur vive, atroce au niveau de l'articulation scapulo-humérale gauche, pas de rougeur, pas de tuméfaction mais la chaleur est augmentée; pas de sommeil; le bras droit est dans le même état.

11 février. — Apparition d'une douleur aussi atroce au genou gauche ; le genou est tuméfié; pas de changement de couleur mais chaleur; la douleur de l'épaule gauche n'a pas diminué, le bras est même moins rouge, moins tendu, moins tuméfié, érysipèle commençant sur l'épaule droite.

12 février. — Même état du genou et de l'épaule gauches, facies de plus en plus altéré, teinte ictérique, l'érysipèle de l'épaule droite marche vers le thorax.

13 février. — Pendant que l'érysipèle continue sa marche horizontale vers la poitrine, il s'en développe un autre qui entoure circulairement le genou droit, pas de chaleur, pas de tuméfaction de ce genou. Le genou gauche et l'épaule gauche sont dans le même état, pas de changement notable dans l'état général ; le bras droit va beaucoup mieux.

14 février. — Pas de changement.

15 février. — L'érysipèle du tronc a dépassé la ligne médiane et tend à gagner l'épaule gauche, celui du genou droit est resté fixe, il a pâli beaucoup, même état du genou et épaule gauche.

17 février. — L'érysipèle du genou droit a disparu complètement, celui du tronc pâlit beaucoup et sa marche est bornée, le malade s'affaiblit considérablement, Même état du genou et de l'épaule gauche. Le bras droit est revenu à son volume ordinaire.

17, 18, 19, 20, 21 février. — L'état général paraît s'améliorer ; l'état local paraît stationnaire, le malade est très faible.

22 février. — La nuit a été très agitée, le malade a déliré, il est continuellement assoupi.

23 février. — Délire, puis assoupissement, mort à 1 heure après midi.

Autopsie. — Quarante heures après la mort.

Thorax. — Pas de sérosité ni dans les plèvres, ni dans le péricarde, cœur sain.

Abdomen. — Tous les organes sont sains.

Crâne. — Le cerveau n'a pas été examiné.

L'articulation de l'épaule gauche est pleine d'un pus jaune, épais, bien lié, homogène, sans odeur, la synoviale ne présente aucune rougeur, les surfaces articulaires et les parties environnantes sont saines.

L'articulation du genou gauche est également remplie d'un pus de même nature, le lavage ne fait pas découvrir de trace d'inflammation, les cartilages et les ligaments sont sains, les muscles de la cuisse gauche sont envahis par la suppuration jusque vers le tiers supérieur de la cuisse.

Le bras droit ne présente rien de remarquable, la peau est un peu décatie vers le pli du bras ; pas de traces de suppuration (les veines ne présentent aucune trace de pus), aucune rougeur, leur canal est libre.

OBSERVATION 25 (Hervey)

Collections purulentes des articulations scapulo-humérale et tibio-tarsienne survenues chez un enfant concurremment avec un érysipèle développé le neuvième jour de la vaccination.

La nommée Marie-Louise M..., âgée de vingt-sept ans, est accouchée à la Maternité, le 18 mars 1870, sans aucun incident d'un enfant mâle né à terme, elle n'était pas syphilitique.

Cet enfant fut vacciné cinq jours après sa naissance, le neuvième jour de la vaccination la totalité du bras droit, non compris l'avant-bras, devint le siège d'une vive rougeur avec tuméfaction ; les pustules entrèrent en voie de réparation après avoir abondamment suppuré. L'érysipèle, qui avait paru céder à la médication émolliente, se caractérisait les jours suivants, et s'étendait à la région du dos, à la jointure, pendant que le bras du côté gauche se tuméfiait à son tour. L'enfant avait une fièvre intense accompagnée d'insomnie, d'agitation, de plaintes incessantes. Il continuait toutefois à bien prendre le sein.

Huit jours après le début de ces accidents, une rougeur érysipélateuse avec gonflement envahit le pied gauche, peu après l'érysipèle du tronc gagnait la joue, la face et bientôt tout le cuir chevelu. Pendant ce temps, l'épaule droite devenait le siège de douleurs aiguës, on constatait en même temps la formation d'une collection purulente dans la région tibio-tarsienne gauche.

29 avril. — M. Hervieux pratique la ponction de ce foyer au niveau de la malléole externe ; elle donne issue à un pus abondant, épais, grisâtre. Ensuite, trouvant manifestement de la fluctuation au niveau de l'épaule droite et pensant qu'il s'agissait là aussi d'une collection purulente, M. Hervieux y pratique une ponction qui donne issue à un sang noir et liquide ; une partie du contenu s'échappe, mais il semble que la poche contient un caillot, dont la présence s'oppose à son évacuation complète. On continue les bains et les cataplasmes. Dans la journée, l'hémorragie qui avait eu lieu dans le foyer de l'épaule se reproduit ; l'interne de garde, après avoir examiné le contenu, introduisit une mèche de charpie imbibée de perchlorure de fer, l'écoulement sanguin cessa. Depuis le matin l'enfant ne prenait plus le sein, il avait eu dans la journée des selles verdâtres, quelques vomissements, un peu de toux et de l'oppression. Il succomba dans la soirée sans convulsions.

On n'a pu faire l'examen cadavérique que des deux articulations malades.

L'articulation scapulo-humérale est remplie d'un liquide

grisâtre, sanieux, purulent, coloré par le sang. Le liquide avait décollé les muscles voisins et avait formé un foyer sous le muscle sous-scapulaire, l'extrémité supérieure de la diaphyse humérale en était baignée et son périoste violacé était décollé en deux points. Au niveau de l'un d'eux, une lamelle d'un centimètre carré environ était nécrosée.

La cavité glénoïde de l'omoplate avait une teinte lie de vin comme si elle avait macéré dans le sang ; il n'y avait pas d'érosion appréciable, la tête humérale était presque complètement séparée de la diaphyse, la moitié interne de sa surface articulaire était dépouillée de son cartilage, les parties sous-jacentes jusqu'à la diaphyse étaient ramollies et imbibées d'un liquide sanieux et rougeâtre.

L'articulation tibio-tarsienne était remplie d'un liquide purulent, peu épais, du pus existait dans le tissu cellulaire sous-cutané périphérique ; les articulations voisines du tarse et du métatarse, ouvertes après macération dans l'alcool, ont paru présenter les mêmes lésions ; en quelques points seulement on voyait une teinte jaunâtre qui tranchait avec la coloration bleuâtre transparente des parties voisines.

Hervieux, qui a bien voulu me communiquer les symptômes observés sur cet enfant, juge que ces lésions sont survenues coïncidemment avec un érysipèle développé le neuvième jour de la vaccination et probablement sous l'influence du milieu où se trouvait l'enfant.

OBSERVATION 26 (in th. Breusing)

B. W..., soixante-quatorze ans, domestique, a été reçu à l'hôpital le 7 août. Il prétend avoir fait un faux pas d'où il résulta immédiatement une lésion fonctionnelle du membre inférieur gauche.

État actuel. — Homme grand, avec une musculature relativement bonne. Athérome, emphysème pulmonaire, rotation en dehors et raccourcissement de son membre inférieur gauche d'un centimètre. La ligne Roser-Nélaton du côté gauche n'est pas anormale. Le grand trochanter gauche est plus petit que celui du membre opposé. Dans les mouvements de l'articulation de la hanche, on ne sent pas de crépitation. La pression sur le trochanter est très douloureuse, le pli inguinal et la région trochantérienne sont légèrement enflés.

Extension et contre-extension. — Dans les trois jours suivants la température monte à 38°,2. Apparition de sugillations cutanées au niveau du ligament de Poupart.

Depuis le 11 août, enlèvement des bandes, le trouble fonctionnel persiste.

Pendant quatorze jours on continue l'extension qui donne les mêmes résultats négatifs. Le malade se lève et marche avec des béquilles.

Au commencement d'octobre il se plaint d'insomnie, de céphalalgie avec fièvre le soir.

Le 4 octobre au soir 40°. Examen des poumons et des organes abdominaux négatif.

Les jours suivants la température oscille entre 37°,6 et 39°,6, avec rémissions matinales normales.

9 octobre. — On remarque une rougeur vive et une infiltration des tissus dans la région lombaire (érysipèle), une érosion grande comme une lentille à la région fessière du côté droit, attribuée au décubitus.

Pommade boriquée, bandage ouaté.

12 octobre. — Le matin, température 38°,8. L'érysipèle s'étend jusqu'à trois doigts de l'angle inférieur de l'omoplate; état général satisfaisant.

Les jours suivants, l'érysipèle gagne le membre inférieur gauche pendant qu'il cesse sur le dos; les rémissions normales matinales font défaut.

14 octobre. — Gonflement et rougeur du genou, fluctuation nette à la partie supérieure, une ponction exploratrice donne issue à un excédent fibrineux floconneux.

15 octobre. — On répète la ponction, on retire 5 grammes

. de pus, on fait sans narcose une incision à la partie supérieure
et une courte incision en bas. Drainage, suture au catgut.
Arthrotomie du genou, lavage à l'acide phénique à 3 p. 100.

L'articulation contient une quantité assez notable de pus,
près d'un demi-litre; dans les deux jours suivants, abaissement
de la température sans amélioration de l'état général.

16 octobre. — Soir, température 39°,5. Gonflement notable
de l'articulation de la hanche gauche; à la pression on peut
sentir une fluctuation profonde pas précise.

19 octobre. — Urines involontaires, pouls dicrote irrégulier,
cœur faible, température le soir 40°,3.

20 octobre. — État comateux; la fluctuation est plus nette
dans l'articulation de la hanche gauche. Température 40°8.

21 octobre. — Température le matin 39°7.
Mort due à une faiblesse du cœur.

Autopsie. — L'articulation de la hanche a été découverte par
une incision longitudinale intérieure. Après l'incision des muscles, on arrive sur la bourse iliaque distendue par une quantité de pus épais et crèmeux. On sait que cette bourse communique par un très petit orifice avec l'articulation de la hanche
et que par cet orifice le pus a pu pénétrer dans l'articulation.
Autrement, l'articulation est intacte, la fracture ayant guéri
par pseudarthrose.

A l'articulation du genou, après l'ouverture on constate que
l'articulation est remplie seulement dans sa cavité inférieure
par le même pus épais et crèmeux, tandis que la partie supérieure qui semble en être séparée par un septum apparaît
intacte. En pesant sur la cuisse, l'articulation se remplit d'une
plus grande quantité de pus, et à une inspection attentive, on
constate que la suppuration principale réside dans la bourse
sous-trécipitale. La bourse qui est très développée communique
par une ouverture avec l'articulation. On peut donc attribuer
une très grande importance à la communication qui existe
entre les bourses et les articulations ainsi qu'à leur voisinage
très rapproché.

OBSERVATION 27 (Legendre et Beaussenat)

Femme de soixante ans. Érysipèle du membre inférieur
droit. Arthrite suppurée concomitante, et existant à l'entrée
de la malade. Phlegmon de la cuisse et de toute la partie postérieure de la jambe. Fièvre, hecticité, marasme et mort,
malgré les larges débridements, le drainage et les lavages
antiseptiques.

OBSERVATION 28 (Legendre et Beaussenat)

G... Françoise, soixante ans. Érysipèle du membre supérieur
gauche et de la face. Au cinquième jour arthrite suppurée du
poignet et des gaînes synoviales de cette région. Incisions larges
et ouverture de l'article, grattage et lavage de l'articulation
radio-carpienne. Bains de bras antiseptiques prolongés. Guérison rapide et complète.

CHAPITRE IV

---

*Rapports du rhumatisme infectieux et du rhumatisme
articulaire aigu.*

Après Musgrave, Lorry, Joseph, Frank, Perroud, puis
Charcot et Combal, Richardière est le grand promoteur
de cette idée du réveil de la diathèse rhumatismale sous
l'influence de l'infection streptococcienne. Récemment
encore, en 1893, dans un mémoire à la Société médici-
nale des hôpitaux, il fait un exposé de ses théories, avec
preuves à l'appui.

Après un exposé rapide des deux premiers groupes
d'arthrites caractérisées par des phénomènes locaux
graves, en rapport avec la suppuration de la jointure, par
la fixité des manifestations articulaires, la résistance au
salicylate de soude, il passe aux arthrites de la troisième
variété.

« Elles sont essentiellement mobiles, instables et multiples, dit-il. Les phénomènes généraux et les symptômes
locaux sont peu marqués. Les manifestations articulaires
cèdent rapidement. De plus, elles surviennent souvent
chez des sujets qui ont déjà eu des attaques de rhumatisme articulaire aigu.

«_Ces arthrites de la troisième variété, qui ont tous les caractères du rhumatisme aigu, sont en réalité sous la dépendance de cette maladie. Elles n'ont avec l'érysipèle que des rapports occasionnels. Elles surviennent à l'occasion de cette maladie, comme elles pourraient survenir à l'occasion d'un refroidissement ou d'un traumatisme. L'érysipèle, suivant la remarque de Charcot, n'agit que pour réveiller la diathèse et déterminer une de ses manifestations. »

Nous citons les observations présentées par M. Richardière, ainsi que quelques cas pouvant donner lieu à une égale interprétation, nous les discuterons plus loin.

OBSERVATION 29 (RICHARDIÈRE)

V... Edmond, quarante-sept ans, entre à l'hôpital le 1ᵉʳ octobre 1892.

V... entre à l'hôpital pour un érysipèle de la face survenu sans cause appréciable. Il a débuté par la narine droite, puis s'est étendu à toute la face. Les phénomènes généraux ont une intensité moyenne.

Comme antécédents, on relève :

10 octobre. — Des fièvres intermittentes pendant son séjour aux colonies.

20 octobre. — Deux attaques de rhumatisme articulaire aigu. La première est survenue en 1890. Elle fut assez intense. Les épaules et les genoux ont été intéressés ainsi que les petites articulations des mains et des pieds qui ont été particulièrement gonflées et douloureuses.

La deuxième attaque de rhumatisme a eu lieu en juillet 1892. Elle a été moins intense et moins longue. Seules les articulations des poignets ont été atteintes. L'érysipèle de la face a évolué d'une façon normale.

Le 5 octobre il y avait défervescence complète et la desquamation commençait à la face, lorsque le malade se plaignit de souffrir dans différentes jointures. Les articulations médio-tarsiennes, les articulations des coudes, de l'épaule gauche étaient gonflées, la peau qui les recouvre avait pris une coloration rose, les mouvements et la palpation déterminaient une douleur vive. En un mot, le malade présentait tous les signes du rhumatisme articulaire aigu.

Le lendemain, l'épaule droite était prise, la peau couverte de sueur; 5 grammes de salicylate de soude furent administrés.

Dès le surlendemain les douleurs avaient considérablement diminué, le gonflement était moins marqué.

9 octobre. — Le salicylate de soude est supprimé.

10 octobre. — Le malade se plaint de souffrir de nouveau sans qu'il y ait de gonflement ni de rougeur appréciable. Le salicylate de soude est administré à nouveau et amène la disparition des douleurs. Il n'eut pas de complications cardiaques.

OBSERVATION 30 (Richardière)

H... Alexandre, trente-trois ans, entré le 10 octobre à l'hôpital.

Il est atteint d'un érysipèle de la face qui a débuté quatre jours avant son entrée. Il occupe toute la face à l'exception du menton. La face est seule intéressée.

Les phénomènes généraux sont en rapport avec l'érysipèle. Il y a de la fièvre, de l'abattement, une inappétence complète.

Les urines sont légèrement albumineuses, les battements du cœur sont précipités. Le premier bruit est légèrement soufflé à la pointe.

19 octobre. — La défervescence s'opère. Le malade entre en convalescence. Toutefois la température reste à 38° 5 le soir.

Malgré cette persistance de l'élévation de la température, H...
pouvait être considéré comme guéri de son érysipèle. La desquamation de la peau de la figure s'effectuait dans les conditions
ordinaires, lorsque le 24 octobre, le malade se plaignit d'éprouver de violentes douleurs dans différentes jointures. Le lendemain, les articulations métacarpo-phalangiennes des deux mains,
l'articulation tibio-tarsienne droite, l'articulation du genou
étaient douloureuses. Les jointures douloureuses étaient gonflées.
Les tissus péri-articulaires étaient œdématiés. Le genou était le
siège d'un épanchement léger. Le malade avait des sueurs
profuses.

Il existait en un mot des signes manifestes de polyarthrite.
H... déclarait avoir déjà éprouvé des symptômes semblables à
la suite d'un premier érysipèle de la face, dont il avait été atteint
huit ans auparavant. Il avait eu à ce moment des douleurs articulaires accompagnées de gonflement et de rougeur des jointures.
Ces arthropathies avaient duré de huit à dix jours. Depuis
lors et antérieurement à ces arthropathies. H... n'avait jamais
eu de rhumatismes.

En présence de manifestations articulaires qui, par leur aspect
clinique, rappelaient absolument le rhumatisme articulaire,
aigu, je prescrivis le salicylate de soude, à la dose de 5 grammes
par jour. Dès le lendemain, les douleurs avaient disparu. Le
gonflement persistait. La rougeur avait diminué. Le médicament fut continué jusqu'au 30 octobre. A cette date, la poussée
articulaire pouvait être considérée comme guérie. Je fis alors
cesser l'usage du salicylate de soude.

2 novembre. — Réapparition des douleurs dans l'épaule
droite, dans le genou et le cou-de-pied. Les jointures douloureuses sont de nouveau rouges et gonflées. En même temps il y
a une légère élévation de la température qui persiste le
31 novembre et le 1ᵉʳ décembre.

1ᵉʳ décembre. — Le salicylate de soude est prescrit de nouveau
à la dose de 5 grammes. Immédiatement les douleurs articulaires cessent. La température redevient normale.

Le salicylate de soude fut continué pendant dix jours ; les manifestations articulaires cessèrent de se montrer.

15 décembre. — Nouvelle et légère poussée de polyarthrite qui cède immédiatement au salicylate de soude.

Depuis lors aucune manifestation articulaire. Il n'y eut pas de détermination endopéricardique.

OBSERVATION 3 (Parvu)

R..., journalier, quarante-quatre ans, entré pour un érysipèle de la face.

Comme antécédents, a eu en 1884 une attaque de rhumatisme aigu, elle a duré trois mois et demi. Elle a été classique au point de vue de ses symptômes.

L'évolution de l'érysipèle fut normale ; seules la face et la nuque furent atteintes.

La défervescence s'était produite, la desquamation se faisait à la face, quand le malade se plaignit d'éprouver des douleurs des différentes articulations. En même temps, la température remontait et dépassait le chiffre normal.

Le lendemain les douleurs persistaient, et R... présentait les signes de la polyarthrite rhumatismale. Les jointures de l'épaule droite, du genou, des phalanges, des doigts, des mains étaient douloureuses et gonflées. La peau qui les recouvrait avait une teinte rosée.

R... fut alors soumis au traitement salicyle (5 grammes de salicylate de soude dans les vingt-quatre heures). En trois jours le salicylate de soude amena la disparition de la fièvre et des arthrites rhumatismales. Le traitement ayant été cessé, il y eut ultérieurement trois nouvelles reprises des douleurs articulaires. Pendant ces reprises, il y eut une poussée d'endopéricardite manifestée par un frottement à la région moyenne du cœur et par un souffle à la pointe.

OBSERVATION 32 (in th. Bourcy)

*Érysipèle de la face. Déterminations articulaires et
cardiaques.*

L... Alfred, dix-neuf ans, entré à l'hôpital de la Charité le
29 juillet 1882.

Les antécédents héréditaires sont les suivants: Père arthritique, mère bien portante; il n'accuse que la rougeole à
sept ans, des epistaxis et des migraines, jamais de syphilis, de
blennorrhagie antérieure ou actuelle, pas d'alcoolisme, jamais
de douleurs rhumatismales. La maladie actuelle a débuté le
26 juillet par de la fièvre, des frissons, de la difficulté à ouvrir
la bouche, en raison d'une douleur vive à l'angle de la
mâchoire, puis apparaît sur le dos du nez une plaque rouge,
douloureuse que n'avaient précédé ni angine, ni coryza, ni
affection de l'appareil lacrymal ou de l'œil.

28 juillet. — Jour de l'entrée à l'hôpital, la plaque érysipélateuse occupe tout le nez, envahit les fosses nasales, les joues
et les pommettes des deux côtés.

Les ganglions sous-maxillaires sont gonflés et douloureux.

Rien au cœur ni aux poumons.

Pas d'albumine.

30 juillet. — Délire nocturne, l'érysipèle envahit le cuir
chevelu. Les ganglions mastoïdiens deviennent douloureux.
Température matin 40°; soir 41°.

1er août. — Même état. Température matin 39°3; soir 41°.

2 août. — Défervescence considérable, euphorie notable.
Température matin 38°; soir 38°.

4 août. — Desquamation. L'état général est excellent. Le
malade se lève, mange.

12 août. — Douleurs dans les genoux et les articulations
tibio-tarsiennes qui sont rouges, gonflées.

11 août. — Les articulations des membres supérieurs se prennent. Souffle au premier temps et à la pointe du cœur, douleurs sur le trajet du phrénique gauche. 6 grammes de salicylate de soude, pointes de feu.

15 août. — Souffle au premier temps et à l'orifice aortique, léger frottement.

16 août. — Même état.

18 août. — Amélioration notable, les jointures sont un peu douloureuses. Les signes cardiaques restent stationnaires, suppression du salicylate. Le malade absolument guéri de ses douleurs sort le 4 décembre; les souffles cardiaques persistent, le frottement péricardique a disparu.

OBSERVATION 33 (Monteux)

P. L..., trente-sept ans, journalier.

Antécédents héréditaires. — Père mort il y a trente ans après quatre ans de maladie, mère morte à soixante-deux ans, hydropique.

Antécédents personnels. — En 1883, faisant son service dans la marine, rhumatisme articulaire des deux genoux, ayant nécessité quinze jours d'hôpital et vingt jours de convalescence.

Il s'est couché le dimanche soir 5 juin 1898 avec de la céphalalgie, des frissons, de la fièvre. Cet état s'est aggravé le lendemain, le malade n'a pu se lever ce jour-là.

7 juin. — Fièvre vive, pouls rapide, langue saburrale, plaque érysipélateuse à la racine du nez.

Prescription : Diète, 1 gramme de calomel, 200 grammes de vin de quinquina, applications de compresses boriquées sur la ace.

9 juin. — Symptômes généraux plus graves, céphalée atroce, délire violent, hyperthermie. L'érysipèle a envahi la face

On ajoute 0 gr. 50 de quinine au traitement ci-dessus.

12 juin. — La face est dégagée et commence à desquamer, mais le cuir chevelu est pris à son tour. État sérieux, pouls petit et dépressible, fièvre intense, délire, céphalalgie insupportable, assourdissement du premier bruit cardiaque.

Potion avec un gramme de caféine.

13 juin. — Amélioration marquée, délire moins bruyant, pouls plus résistant, langue moins sèche, un peu moins de fièvre, le cuir chevelu se dégage.

L'amélioration persiste le jour suivant et le 15 le malade peut se lever, à ce moment la peau de la face est en pleine desquamation, ainsi que la nuque, dernière localisation de l'érysipèle, la langue est humide et rouge.

Mais, dans la soirée, la fièvre reparaît, accompagnée de malaise, le pouls s'accélère, le malade accuse de violentes douleurs articulaires, surtout dans les genoux et les articulations tibio-tarsiennes.

Le lendemain 16 juin, les douleurs se généralisent, langue saburrale, hyperthermie, sueurs abondantes d'odeur aigrelette caractéristique, tuméfaction et rougeur des genoux, cou-de-pied, coudes, poignets, doigts des mains et des pieds; les articulations de la colonne vertébrale cervicale sont aussi prises par la phlegmasie.

Prescription : 4 grammes de salicylate de soude par jour, liniment calmant chloroformé.

20 juin. — Sous l'influence de la médication salicylée, les douleurs se sont un peu amendées, le côté droit est à peu près libre. L'auscultation révèle un souffle systolique de la pointe, se propageant dans l'aisselle.

On continue le salicylate.

1er juillet. — Plus de fièvre, pouls 30. Le malade remue sa main et son pied droits, le genou du même côté n'est plus tuméfié ni sensible.

Les articulations tibio-tarsienne et coxo-fémorale gauches sont encore malades, de même que le poignet, le coude gauche et l'articulation métacarpo-phalangienne du petit doigt gauche. Même souffle cardiaque. Éruption papuleuse, prurigineuse aux poignets, sur le thorax et les fesses.

Salicylate, 3 grammes.

7 juillet. — Apyrexie, langue nette et humide. Les membres droits sont libres, sauf le coude et l'épaule, encore un peu douloureux, le malade peut se lever sur ce côté.

A gauche, la fluxion persiste, notamment au poignet, au coude, à l'épaule, à l'articulation métacarpo-phalangienne du petit doigt, la main est tuméfiée, le genou également. Atténuation du souffle cardiaque.

Salicylate, 3 grammes.

14 juillet. — Hier, retour offensif du mal, surtout marqué par des douleurs généralisées, sans tuméfaction, sauf pour les deux mains.

Salicylate, 4 grammes.

20 juillet. — Les articulations ne sont plus ni sensibles ni tuméfiées. Le genou gauche et la plante du pied gauche sont seulement un peu douloureux. Bon état général. Plus rien au cœur. Le 24, le malade se lève complètement guéri.

OBSERVATION 34 (Parvu)

Érysipèle de la face. Arthrites légères de l'articulation métacarpo-phalangienne, des phalanges du médius droit et de l'articulation métacarpo-phalangienne de l'index du même côté. Rhumatisme articulaire aigu antérieurement.

Demoiselle vingt-neuf ans, entrée à l'hôpital le 27 août 1895. Rhumatisme aigu à treize et vingt-deux ans. Diphtérie en 1892.

26 août. — Érysipèle de la face.

28 août. — Température, 39°5 ; pouls, 124. Albumine.

29 août. — L'érysipèle s'étend au cuir chevelu.

31 août. — Amendement des symptômes.

3 septembre. — Douleurs au niveau de l'articulation méta-carpo-phalangienne et de l'articulation de la phalange avec la phalangine du médius droit. Tuméfaction de ces articles.

4 septembre. — L'arthralgie a diminué.

5 septembre. — L'articulation métacarpo-phalangienne de l'annulaire droit se prend à son tour.

7 septembre. — Guérison.

A priori, mettant toute idée d'érysipèle à part, nous avons là une symptomatologie bien complète de rhumatisme articulaire aigu. On ne peut le contester. Faisons abstraction de la première affection qui a disparu pour ne nous occuper que des nouveaux symptômes que nous allons constater.

La desquamation s'opère depuis sept à huit jours, la fièvre se rallume, le pouls s'accélère, les articulations deviennent douloureuses, rouges et tuméfiées et sont successivement envahies. Des sueurs à odeur caractéristique aparaissent, enfin des complications cardiaques peuvent se montrer.

Les antécédents de ces malades ne sont pourtant pas identiques ; les uns ont déjà eu des attaques de rhumatisme, chez d'autres on ne trouve pas de poussées articulaires antérieures, mais ils sont arthritiques ou ont eu des arthritiques parmi leurs ascendants. Enfin, dans un troisième groupe, ils ne sont ni rhumatisants ni arthritiques et le rhumatisme semble avoir été créé de toutes pièces par l'érysipèle.

Il nous semble intéressant de citer ici les conclusions données par M. Richardière à ses observations : « Ces arthrites ont frappé le plus souvent des jointures nombreuses. Elles ont occasionné des douleurs intenses rendant les mouvements impossibles ou tout au moins fort difficiles. Les articulations prises l'ont été successivement sans que l'inflammation articulaire se fixât d'une manière définitive ou prolongée sur les jointures malades.

« Les articulations ont été gonflées ; dans quelques jointures on a pu constater l'existence d'un léger épanchement qui s'est résorbé activement ; la peau qui recouvrait les jointures a présenté la rougeur peu marquée ordinaire dans la polyarthrite rhumatismale. Les tissus périarticulaires ont été œdématiés. Les malades ont eu, comme signes généraux, une poussée fébrile et des sueurs profuses.

« Enfin, dans tous les cas, ces arthrites ont cédé en peu de temps au salicylate de soude. Sous l'influence de ce médicament, la douleur a disparu rapidement ; le gonflement articulaire et péri-articulaire a cessé d'être perceptible au bout vingt-quatre à quarante-huit heures, la température est redevenue normale. L'effet du médicament a été certain, car dès que son usage a été cessé, il y a eu chez presque tous les malades de nouvelles poussées articulaires. »

Il note aussi les antécédants rhumatismaux des malades et les complications cardiaques qui sont survenues.

L'opinion de M. Richardière est certes judicieuse et présente grand intérêt, mais devant cette similitude de symptômes, comment distinguerons-nous le rhumatisme articulaire, aigu, vrai, du rhumatisme pseudo-infectieux ?

Existe-t-il un critérium nous permettant de distinguer l'arthropathie rhumatismale de l'arthropathie infectieuse ?

Non, jusqu'à présent. Le rhumatisme ne laisse pas de signature reconnaissable.

On reconnaît ordinairement une maladie déterminée soit par son étiologie, son cortège de symptômes spéciaux, soit par son anatomie pathologique ou sa thérapeutique. Nous ne pouvons ici rien baser sur ces données. L'impression clinique que fournissent les différents symptômes sera seul guide.

De ce qu'un malade accuse des antécédents rhumatismaux, comme dans trois de nos observations, devons-nous, en cas de complications érysipélateuses, conclure au réveil de la lésion rhumatismale par l'infection streptococcienne ?

Ce caractère est trop instable pour donner un point d'appui certain. Legendre et Beaussenat citent le fait de malades rhumatisants avérés, porteurs d'anciennes lésions d'endocardite, chez qui l'érysipèle a évolué sans rappeler les anciennes lésions, alors que d'autres, indemnes d'antécédents, ont montré des complications à allures rhumatismales.

La similitude de localisation de ces deux espèces d'arthrites est encore une source d'obscurité pour le diagnostic. Dans celles de Richardière, l'inflammation atteint de nombreuses jointures, sans se fixer d'une façon définitive et prolongée. Ce mode ne leur est pas spécial, car c'est bien là le fait de localisations articulaires que l'on a trouvées dans certaines maladies infectieuses, les angines à fausses membranes avec streptocoques, la scarlatine, la blennorrhagie, par exemple. Nous pouvons dans le cas présent leur assimiler l'érysipèle. Du reste, dans un cas cité au sujet des polyarthrites séreuses, l'examen bactériologique et les cultures ont décelé du streptocoque pur ; de même dans l'observation de Roger, on a trouvé du staphylocoque dans l'articulation. Le malade avait des antécédents rhumatismaux certains, et pourtant on ne peut mettre ici en avant le réveil de la diathèse. C'est une infection secondaire mais qui ne permet pas moins de conclure à l'infection réelle malgré les antécédents et la localisation parallèle des accidents avec ceux du rhumatisme franc.

Un caractère sur lequel nous avons insisté déjà et qui est précieux, est la présence d'érythème accompagnant l'infection articulaire. Nous n'avons pas affaire ici à cet érythème éruptif, à forme roséolique, papuleuse ou marginée de nature arthritique et accompagnant ordinairement le rhumatisme articulaire aigu ; mais à un érythème nettement déterminé, scarlatiniforme et ne se trouvant pas au cours de ce dernier. Nous remarquons spécialement l'observation de Pertat, dans laquelle est mentionnée la présence de cet érythème, concurremment à la présence du streptocoque dans le sang.

L'absence de complications cardiaques, d'hémorragies, alors même que certains malades étaient affectés de complications graves, est encore un signe précieux en faveur de l'infection.

Un des principaux arguments de M. Richardière et qu'il élève à la hauteur d'un véritable critérium, est l'action du salicylate de soude. Après lui, Senator, comme Marie pour le salol, croyait avoir trouvé en ce médicament un véritable spécifique. L'expérience a permis de constater que dans un cinquième des cas, le salicylate échouait dans le rhumatisme articulaire franc et qu'il donnait par contre d'excellents résultats dans quelques cas de rhumatisme infectieux.

La terminaison pas plus que la localisation ou le traitement ne nous permettent de distinguer ces deux affections. Toutes deux se terminent ordinairement par la résolution *ad integrum* et il n'est plus permis de dire, comme le faisait M. de Lapersonne dans sa thèse d'agrégation en 1886, que les arthropathies infectieuses se distinguent du rhumatisme polyarticulaire franc en ce qu'elles laissent des traces durables de leur passage. C'est à peine si on a constaté quelques rares cas d'ankylose en face de nombreux cas de guérison complète.

En résumé, concluons à l'existence de polyarthrites dépendant de l'infection streptococcienne, et admettons que dans quelques cas, sous son action se reproduisent tous les syptômes du rhumatisme articulaire aigu franc, chez des individus ayant eu une précédente attaque ou présentant un tempérament arthritique.

Comment donc expliquera-t-on la pathogénie de ce rhumatisme. ? Est-ce un réveil de la diathèse, comme le pensait Charcot? Ce n'est plus à l'heure actuelle une explication valable, comme le pense Achalme : « Il est difficile, dit-il, de se prononcer sur la nature de ces manifestations articulaires et l'obscurité qui règne encore sur la pathogénie du rhumatisme rejaillit un peu sur celle des maladies analogues. Dire que c'est un réveil de diathèse, survenu à la suite de l'érysipèle, comme à la suite des autres maladies infectieuses, c'est se renfermer un peu dans les spéculations, surtout maintenant que le rhumatisme articulaire aigu et même subaigu tend à entrer dans le centre des maladies infectieuses. Dans ce dernier cas, on peut se demander encore s'il s'agit d'une infection secondaire par un microorganisme spécial, chose peu probable, ou si l'on doit incriminer directement le streptocope ou ses produits de culture. Les faits expérimentaux résultant de nos recherches sont muets à ce sujet. » Cette hypothèse est donc détruite. En effet comment expliquerait-on la présence d'arthrites rhumatismales, chez des sujets indemnes de toute atteinte antérieure ?

Ne nous serait-il par permis de mettre en avant la nature infectieuse du rhumatisme articulaire aigu ? Cette idée commence à se faire jour dans les esprits de notre époque. Il semble difficile, devant la similitude des symptômes, devant la marche identique de la maladie, de créer deux affections distinctes. Que l'agent pathogène ne soit pas le même partout, nous l'admettons, mais il ne faut pas oublier qu'à l'attaque de germes de nature différente, l'organisme répond souvent par des réactions identiques ; à côté de l'infection, il ne faut pas oublier le terrain plus ou moins apte à la culture des bactéries.

Pour le moment il nous est impossible de pénétrer au fond de ces secrets. L'avenir, espérons-le, permettra de dégager la nature intime du rhumatisme articulaire aigu, et en éclaircira l'étiologie et la pathogénie.

CHAPITRE V

Étiologie. — Anatomie pathologique. — Bactériologie

Paragraphe I

Étiologie

Les raisons des localisations articulaires au cours de
l'érysipèle nous échappent comme celles que l'on constate
au cours de toute maladie infectieuse. Tout au plus,
grâce à l'observation, peut-on donner quelques-unes des
conditions déterminantes de cette localisation.

L'*âge* semble jouer un rôle, les individus jeunes semblent plus facilement atteints.

Le *traumatisme* est une des causes les plus considéra-
bles, les expériences de Max Schuller l'ont mis en
évidence.

L'action du froid est incontestable.

Les lésions préalables des articulations semblent agir
comme prédisposant ces mêmes articulations à l'action

d'origine infectieuse. Le système nerveux joue un rôle capital dans cette localisation. C'est à Charrin et Ruffer qu'on doit les premières démonstrations de ces notions. Les expériences d'Hermann avec le staphylocoque, celles de Kaspareck avec le staphylocoque et le streptocoque nous font voir que si après infection sanguine on coupe un des sciatiques de l'animal infecté, on trouve dès après vingt-quatre heures des microbes dans l'articulation tibio-tarsienne du côté lésé. Enfin, l'on peut admettre que la faiblesse d'une ou plusieurs jointures, l'amoindrissement de sa vitalité, « la mécopragie articulaire », suivant le terme introduit par M. Potain est la raison de la détermination articulaire d'une infection.

PARAGRAPHE II

Anatomie pathologique

Les lésions constatées à l'autopsie sont presque toujours constantes. La première est la constatation de pus. Au début c'est une sérosité louche dans laquelle nagent de petits grumeaux blancs formés de chaînettes de streptocoques.

Plus tard, le liquide est du vrai pus, à réaction acide et contenant les diastases liquéfiantes et peptonisantes du pus phlegmoneux. Il est couleur jaune verdâtre, plus ou moins épais, parfois strié de sang et contenant des débris sphacélés dus à l'inflammation produite par son contact. Livrées à elles-mêmes, ces collections détruisent la capsule qui les contient et se répandent soit en venant se faire jour au dehors, soit en constituant des fusées intermusculaires.

La synoviale est recouverte de fausses membranes épaisses plus ou moins abondantes, et la surface séreuse est recouverte de pus coagulé sous lequel on la voit, dépolie, irrégulière. Bien que la synoviale soit épaissie, la vascularisation est normale, mais autour des vaisseaux on remarque une importante diapédèse de leurs cocytes et une prolifération embryonnaire considérable.

La lésion ne s'attaque pas seulement à la synoviale. Rapidement disparaissent les ligaments, les cartilages, et souvent avec une grande rapidité. Dans un cas, quelques heures ont suffi pour amener de redoutables lésions. Le tissu osseux est alors très friable, il ne forme plus qu'une masse spongieuse dans laquelle la sonde cannelée pénètre avec la plus grande facilité.

Paragraphe III

Bactériologie

Les données bactériologiques sont rares. Avant d'aborder l'examen des différentes observations que nous citons, passons en revue les travaux de certains auteurs et les résultats de leurs recherches.

Hoffa, en 1886, rappelle que Kœnig a fait des recherches pour savoir si le pus trouvé dans les articulations au niveau desquelles existe un érysipèle contient des microbes de l'érysipèle. Il affirme qu'il a pu cultiver des microcoques de Fehleisen qu'il avait trouvés dans une arthrite purulente, consécutive à un érysipèle migrateur.

Volkmann et Schuller déclarent que dans les arthrites purulentes consécutives à un érysipèle ils ont constaté microscopiquement des diplocoques en tout semblables à celui de Fehleisen.

Rosenbach déclare que la purulence n'est pas due au coccus de l'érysipèle, mais au microbe ordinaire de la suppuration qui se rencontre fréquemment allié au coccus de l'érysipèle.

Rodolphe Breusing, dans deux cas d'hydarthrose érysipélateuse a trouvé le streptocoque érysipélateux dans l'épanchement.

Dans nos observations, Gaillard et Beaussenat ont montré la présence de streptocoque et de staphylocoque. Macaigue et Monod du streptocoque pur. Dans d'autres cas, l'examen bactériologique n'a révélé la présence d'aucun agent pathogène.

Le streptocoque pur se trouve dans le sang, donc rien d'étonnant qu'il pénètre dans la circulation; quant au staphylocoque, rien ne l'empêche de s'associer au premier, après avoir suivi la même voie et profité peut-être de la même porte d'entrée. Ces associations microbiennes sont fréquentes et admises. Mais comment expliquera-t-on la formation de ces arthrites où l'examen et la culture n'ont révélé l'existence d'aucun agent pathogène? On n'est pas très fixé à ce sujet et la seule conclusion qu'on ait faite est qu'elles sont le résultat de toxines élaborées par le microbe.

L'absence de suppuration s'explique aussi : le streptocoque n'est pas fatalement destiné à produire du pus. Dans l'érysipèle il n'engendre qu'une forte exsudation fibrineuse avec diapédèse leucocytique abondante, il est permis d'admettre qu'au niveau d'une articulation, il peut amener la même exsudation accompagnée d'inflammation produisant la tuméfaction et l'impotence fonctionnelle.

On a essayé de reproduire expérimentalement les lésions articulaires dues au streptocoque ; nous croyons intéressant de résumer ces travaux.

Smirnow injecte dans la synoviale d'une articulation saine chez un lapin différentes substances provenant de maladies infectieuses. Dans deux cas d'érysipèle, il obtint la marche ordinaire de cette maladie et il trouva dans l'articulation un streptocoque qui cultivé sur gélatine donna de petites colonies. Celles-ci inoculées sous la peau d'un lapin reproduisirent l'érysipèle. Il croit que le streptocoque de l'érysipèle est différent du streptocoque pyogène.

Vinchsel a fait des injections sous-cutanées à des cobayes avec des cultures de streptocoque de l'érysipèle et a déterminé des pleurésies et des arthrites suppurées.

Loëffler provoque des arthrites suppurées chez le lapin en injectant dans le sang des streptocoques provenant d'une diphtérie scarlatineuse.

Lannelongue et Achard, en injectant des streptocoques de diverses provenances produisent des lésions articulaires plus facilement que des lésions osseuses.

En contradiction avec ces derniers, Roger, Bourges, Courmont et Jaboulay n'ont pu que rarement reproduire des arthrites purulentes par inoculation intra-veineuse.

En 1896. Méry reprend la question : par des injections intra-veineuses ou intra-articulaires, il produit des lésions chez le lapin, au moyen du streptocoque cultivé dans le milieu de Marmoreck.

Ce streptocoque était réfractaire au sérum de Marmoreck, Méry se demande alors si cette espèce se localisant sur les articulations est particulière ou si cette localisation est une étape de sa virulence.

Ces expériences nous prouvent la possibilité de l'infection par les streptocoques, quelle que soit sa porte d'entrée. Le sang se charge de transporter l'agent infectieux jusqu'à sa fixation sur un point quelconque. La présence de streptocoques dans les tissus profonds et le système lymphatique permet de supposer qu'on doit le trouver dans la grande circulation. Telle n'était pas l'opinion de Fehleisen et de ses prédécesseurs. Ce nous parait erroné, puisque la lymphe porte dans la grande circulation tous les microorganismes que contiennent les ganglions. Cette altération du sang a été parfaitement démontrée, principalement par Billroth et Erlich qui la décrivent nettement et font la constatation positive des modifications imprimées aux globules rouges par les microbes.

De la présence du microbe dans le sang à sa localisation, il n'y a qu'un pas à faire. Reste à savoir s'il agit directement ou indirectement par une action toxique exercée soit sur la synoviale elle-même, soit sur le système nerveux.

CHAPITRE VI

———

Traitement

En général, les analgésiques, et avec eux le salycilate de soude, le salol, ont facilement raison des arthrites légères.

Dans la forme plus sérieuse des polyarthrites séreuses les services que l'on peut rendre au malade sont plus importants. En premier lieu il faut immobiliser le membre, bien des douleurs seront par ce seul fait supprimées ou fortement atténuées. Le salol employé à fortes doses, de 4 à 6 grammes par jour, réussit bien ordinairement. Il est nécessaire de surveiller alors l'intoxication annoncée par la couleur rouge-brun que prennent les urines. Le salicylate de soude, ordonné soit seul, soit accompagné de salol, forme une association dont on a reconnu les bons résultats. Le salophène à la dose de 1 à 4 grammes, l'antipyrine peuvent être recommandés ainsi que la quinine.

L'arthrite purulente doit spécialement attirer notre attention. Avant tout il faut prévenir, si possible, la complication articulaire, et diminuer les chances d'infection en agissant sur l'état général. Le sérum de Marmoreck quel que soit son mode de préparation est un agent qu'il faut employer dans les érysipèles à forme grave.

Dans le début de la complication articulaire, alors que le malade n'accuse que la douleur, il doit être l'objet d'une surveillance constante. Dès que la purulence est soupçonnée, et bien qu'aucun signe extérieur n'en affirme la présence, il faut se rendre exactement compte de l'état de l'articulation. Une ponction exploratrice sera faite aseptiquement.

La nature purulente du liquide étant constatée, l'indication opératoire est des plus nettes. La rapidité de la décision peut sauver une articulation. On a alors recours à l'arthrotomie, suivant les méthodes employées couramment : ouverture de la jointure, évacuation du pus, drainage, lavage s'il y a lieu. Des résultats satisfaisants sont acquis par ce procédé, résultats rarement complets puisqu'il reste souvent une ankylose du membre.

Dans les lésions accentuées, on a dû avoir recours à un procédé opératoire plus radical. Augerhauser et Volkmann eurent deux guérisons en pratiquant la résection. Quelquefois même, ce moyen n'est pas suffisant et on doit aller jusqu'à l'amputation. Dans un cas désespéré on est parvenu par ce moyen à sauver le malade.

En résumé l'arthrite simple est justifiable du traitement médical, mais dès que l'on a constaté l'existence de pus, il faut recourir à l'intervention chirurgicale.

CONCLUSIONS

I. — Les complications articulaires de l'érysipèle sont
relativement rares.

II. — Elles peuvent siéger loin du lieu d'élection de
l'érysipèle ou lui être absolument voisines.

III. — Elles se manifestent d'une façon bénigne sous
forme d'arthralgies, d'arthrites plastiques, de polyarthrites séreuses, ou sous la forme plus grave d'arthrites
purulentes, nécessitant parfois une prompte intervention
chirurgicale.

IV. — Chez les arthritiques. l'infection érysipélateuse
peut amener une attaque de rhumatisme articulaire aigu.
Les caractères de ce dernier et ceux de l'infection streptococcienne ont une grande analogie. Quelques points
seulement nous aideront à faire le diagnostic, mais
aucun critérium n'existe en faveur de l'un ou de
l'autre.

V. — L'étiologie, l'anatomie pathologique sont celles
des maladies infectieuses en général.

VI. — La bactériologie et l'expérimentation nous permettent d'accuser la présence du streptocoque, soit seul, soit acccompagné de staphylocoque.

VII. — Les arthralgies et arthrites simples sont justifiables du traitement médical ; l'arthrite purulente réclame une intervention chirurgicale, soit arthrotomie, résection ou même amputation.

BIBLIOGRAPHIE

ACHALME. — *Considérations pathogéniques et anatomiques sur l'érysipèle, ses formes et ses complications.* Thèse de Paris 1892.

— *L'Érysipèle. Bibliothèque Charcot-Debove.*

AUBRÉE. — *De l'Érysipèle.* Thèse de Paris, 1857.

BOUCHER. — *Sur les complications tendineuses et articulaires de l'Érysipèle.* Thèse de Paris, 1883.

BOURCY. — *Rhumatisme pseudo-infectieux.* Thèse de Paris, 1884.

BREUSING. — *Ein Beitrag zur Aetiologie der metastatischen Geltz zündungen bei Érysipel.* Thèse de Wurenkentburg, 1886.

CHANTEMESSE et SAINTON. — *Érythèmes d'origine érysipélateuse. Société médicale des hôpitaux,* 6 mai 1896.

CHARRIN. — *Société de biologie,* mars 1889.

DENUCÉ. — *Étude sur la pathogénie et l'anatomie pathologique de l'Érysipèle.* Thèse de Paris, 1885.

DUNOYER. — *Érysipèle rhumatismal. Archives générales de médecine,* 1878.

Debove et Achard. — *Traité de médecine.*

Fournez. — *Gazette médicale de Paris*, 1889.

Gaillard et Beaussenat. — *Société médicale des hôpitaux*, 1892.

Gosselin. — Art. *Érysipèle chirurgical*. Dictionn. Jaccoud.

Gross. — Art. *Érysipèle*. Dictionn. Dechambre.

De Grandmaison. — *Arthrite érysipélateuse. Médecine moderne*, mars 1895.

Jaboulay. — *Archives provinciales de chirurgie*, 1894.

Juhel-Renoy. — *Société médicale des hôpitaux*, 1893.

Lannelongue et Achard. — Étude sur l'ostéomyélite expérimentale. *Annales de l'Institut Pasteur*, 1891.

Lapersonné (de). — *Les Arthrites infectieuses*. Thèse d'agrégation, Paris 1886.

Legendre et Beaussenat. — *Société médicale des hôpitaux*, 1893.

Marfan. — *Les pseudo-rhumatismes infectieux. Gazette des hôpitaux*, 1888.

Macclair. — Contributions à l'étude des infections articulaires, des arthrites suppurées dans les principales maladies infectieuses. *Archives générales de médecine*, 1895.

Monteux. — Érysipèle et rhumatisme articulaire aigu. *Revue de médecine*, 1899.

Méry. — Arthrites suppurées expérimentales à streptocoque. *Société anatomique*, mai 1896.

Monod-Macaigne. — *Revue de chirurgie*, 1894.

Parvu. — *Des manifestations articulaires au cours de l'Érysipèle*, thèse de Paris, 1896.

Piloy. — *Essai sur l'Érysipèle*, thèse de Nancy, 1873.

Richardière. — *Société médicale des hôpitaux*, 1893.

Ritzmann. — Ueber ectrigegelenkent zündungen Verlauf von Erysipel, *Berl. Klin. Woch.*, 1871.

Roger. — Étude clinique sur 597 cas d'érysipèle. *Revue de médecine*, mars 1896.

Smirnow. — *Baumgarten Jahrbericht*, 1889.

Tractor. — *De l'Érysipèle*, thèse de Paris, 1853.

Tillmann. — *Deutsche Chirurgie von Billroth und Luche.*

Vautrin. — Art. *Érysipèle*. Dictionnaire Dechambre.

Vinchsel. — *Centrablatt für Chirurgie.*

Vitzel. — *Die Gelenk und Kuochenentzundungen bei acut-infektiosen erkrankungen*, 1890.

IMPRIMERIE A. STORCK ET Cⁱᵉ, 8, RUE DE LA MÉDITERRANÉE